中等职业院校健康服务类示范专业建设配套教材

供职业教育中医康复技术、中医养生保健、中医、护理等专业使用

推拿手法实训指导

（第二版）

主　编　张美林　罗　建

副主编　李　川　罗振国

编　委（按姓氏汉语拼音排序）

李　川　成都中医药大学附属医院针灸学校（四川省针灸学校）
李　锐　成都中医药大学附属医院针灸学校（四川省针灸学校）
李　游　成都中医药大学附属医院针灸学校（四川省针灸学校）
李建勇　成都中医药大学附属医院针灸学校（四川省针灸学校）
刘军龙　成都至真堂健康管理有限公司
罗　建　成都中医药大学附属医院
罗振国　成都中医药大学附属医院针灸学校（四川省针灸学校）
钱俊辉　成都中医药大学附属医院
覃　勇　成都中医药大学附属医院针灸学校（四川省针灸学校）
唐　勇　成都中医药大学附属医院针灸学校（四川省针灸学校）
汪盛洪　成都锦江至盛堂中医院管理有限公司
王海卫　成都中医药大学附属医院针灸学校（四川省针灸学校）
袁忠亮　成都中医药大学附属医院针灸学校（四川省针灸学校）
张美林　成都中医药大学附属医院针灸学校（四川省针灸学校）

科 学 出 版 社

北　京

内 容 简 介

本教材是在产教融合、校企合作和理实一体化的框架下，以中医康复保健行业中中医推拿、保健按摩职业岗位的技能需要为基础编写的实训教材。本教材共分五个模块，模块一为摆动类、摩擦类、挤压类、振颤类、叩击类、运动关节类基本手法的训练；模块二为复合类手法及其他手法训练；模块三为头面、颈项、胸腹、上肢、背腰、下肢六个部位的操作组合训练；模块四为小儿推拿常用手法及特定穴位操作训练；模块五为期末技能考核。本教材配套数字化资源，读者可通过多种途径访问“中科云教育”平台获取数字化课程学习资源。

该教材可供职业教育中医康复技术、中医养生保健、中医、护理等专业使用。

图书在版编目（CIP）数据

推拿手法实训指导 / 张美林，罗建主编. —2 版. —北京：科学出版社，2021.12

中等职业院校健康服务类示范专业建设配套教材

ISBN 978-7-03-070460-3

Ⅰ. 推… Ⅱ. ①张… ②罗… Ⅲ. 推拿-中等专业学校-教材 Ⅳ. R244.1

中国版本图书馆 CIP 数据核字（2021）第 223617 号

责任编辑：王昊敏 丁海燕 / 责任校对：杨 赛
责任印制：赵 博 / 封面设计：蓝正设计

科学出版社 出版
北京东黄城根北街 16 号
邮政编码：100717
http://www.sciencep.com
北京汇瑞嘉合文化发展有限公司 印刷
科学出版社发行 各地新华书店经销
*
2016 年 8 月第 一 版 开本：787×1092 1/16
2021 年 12 月第 二 版 印张：5 1/4
2024 年 1 月第九次印刷 字数：125 000

定价：69.80 元

（如有印装质量问题，我社负责调换）

前　言

党的二十大报告指出："人民健康是民族昌盛和国家强盛的重要标志。把保障人民健康放在优先发展的战略位置，完善人民健康促进政策。"贯彻落实党的二十大决策部署，积极推动健康事业发展，离不开人才队伍建设。党的二十大报告指出："培养造就大批德才兼备的高素质人才，是国家和民族长远发展大计。"教材是教学内容的重要载体，是教学的重要依据、培养人才的重要保障。本次教材修订旨在贯彻党的二十大报告精神和党的教育方针，落实立德树人根本任务，坚持为党育人、为国育才。

《推拿手法实训指导》（第二版）是成都中医药大学附属医院针灸学校（四川省针灸学校）按照国家级、省级示范专业中医康复保健专业的建设需要，根据《国家职业教育改革实施方案》《职业院校教材管理办法》等文件精神，以中医康复保健行业岗位职业技能需要为基础构架编写的特色教材，也是推拿手法课程的配套实训教材。本教材编写突出技能实训操作，落实操作体位、施力技巧、动作要领的规范，避免手法实训的盲目性和随意性。内容设计遵从职业教育专业设置与产业需求对接、课程内容与职业标准对接、教学过程与生产过程对接的原则，突出职业性、实用性、适用性，着眼培养实用型、技术技能型中医推拿人才。

本教材共分五个模块，模块一为摆动类、摩擦类、挤压类、振颤类、叩击类、运动关节类基本手法的训练；模块二为复合类手法及其他手法训练；模块三为头面、颈项、胸腹、上肢、背腰、下肢六个部位的操作组合训练；模块四为小儿推拿常用手法及特定穴位操作训练；模块五为期末技能考核。本教材中成人类及小儿类单个手法均以动作要领、操作方法、注意事项、技能训练（拓展训练）的顺序展开。每个模块均有技能考核，技能考核可以检测实践教学效果，也可让学习者自行检测手法掌握情况。模块一、二、三可供保健按摩师、中医康复理疗专项职业能力证书考核人员参考学习，模块四可供小儿推拿专项职业能力考核人员参考学习。教材配有实拍照片及数字化教学资源，可读性和操作性强。

本教材的编写成员为该学科专业领域的教学一线教师、医院和企业一线技术人员、技能大师，具有丰富的教学、临床或企业工作经验。文本编写分工：模块一由张美林、李川、王海卫、李建勇、刘军龙、覃勇编写；模块二由张美林、李川、袁忠亮编写；模块三由罗建、罗振国、李游、唐勇、李锐、汪盛洪编写，模块四由罗建、钱俊辉编写，模块五由罗建、罗振国编写。

本教材可供中医康复技术、中医养生保健、中医、护理等专业学生使用；也可供养生保健行业职业培训机构、1+X 证书（保健按摩师、小儿推拿专项职业能力、中医康复理疗专项职业能力）培训参考。

由于编者的水平有限，教材中可能有不足之处，希望广大读者批评指正，以便修订完善。

编　者

2023 年 5 月

配 套 资 源

欢迎登录“中科云教育”平台，**免费**数字化课程等你来！

本教材配有图片、视频、音频、动画、题库、PPT 课件等数字化资源，持续更新，欢迎选用！

“中科云教育”平台数字化课程登录路径

电脑端

- 第一步：打开网址 http://www.coursegate.cn/short/NE57Z.action
- 第二步：注册、登录
- 第三步：点击上方导航栏“课程”，在右侧搜索栏搜索对应课程，开始学习

手机端

- 第一步：打开微信“扫一扫”，扫描下方二维码
- 第二步：注册、登录
- 第三步：用微信扫描上方二维码，进入课程，开始学习

目　　录

实训前准备

一、实训环境

实训室光线充足，地面干净，实训前开窗通风30分钟左右，室温一般在（22±5）℃，相对湿度55%～65%。冬季可采用取暖设备保持合适的室温，夏季可采用空调调节室温。

二、实训物资

一般推拿实训使用标准推拿床、圆凳、枕垫、腰垫、治疗巾、推拿介质（滑石粉、冬青膏、精油等）、沙袋、桑枝棒、汤匙或刮痧板等，配备治疗车，物品按需配套准备。

踩跷实训配备专业踩跷床，操作前应全面检查杆架，确保杆架稳固。

三、实训人员

工作服干净整洁，妆面清淡自然，长发束起，手部清洁、干燥无汗，修剪指甲，不佩戴饰物和手表，忌穿高跟鞋。

术者在踩跷实训时注意鞋袜干净、整洁、无异味。

模块一　基本手法训练

素质目标：

1. 建立初步的推拿手法操作程序和实践意识。
2. 培养学生规范操作、勤学苦练的职业态度。
3. 建立崇高的技术服务理念和人文关怀意识。
4. 能够运用专业知识进行有效的沟通，构建和谐的医患关系。

知识目标：

1. 熟悉基本手法的动作要领，做到精益求精。
2. 熟悉基本手法的注意事项，做到严谨规范。
3. 掌握基本手法的主治功效，做到手随心动。

技能目标：

1. 能够正确进行推拿前洗手等准备工作。
2. 能体现手法的完整性、连贯性和熟练性。
3. 能够进行体位、动作调整，具有良好的医患沟通技巧。

任务一　摆动类手法

一、一指禅推法

【动作要领】　沉肩，垂肘，悬腕，指实，掌虚。动作紧推慢移，深浅适度。

【操作方法】

1. 一指禅指峰推法（图 1-1）

术者拇指指端着力，吸定，余四指自然屈曲，手握空拳。

腕关节自然屈曲近 90°，沉肩，垂肘，悬腕。前臂主动摆动，带动腕关节有节律地摆动。

摆动中拇指指间关节伸直与屈曲交替，紧推慢移。频率 120～160 次/分。

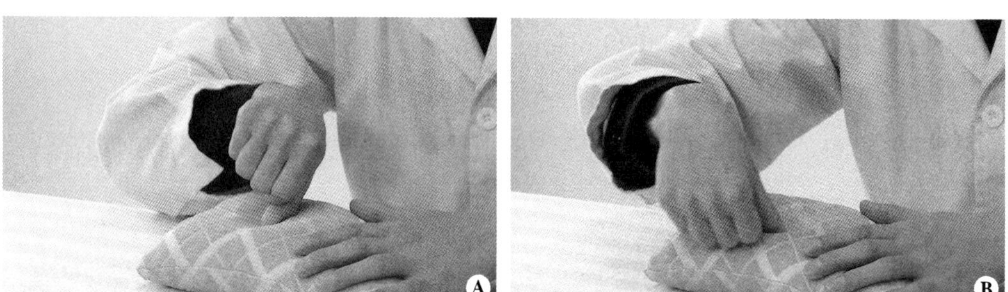

图 1-1　一指禅指峰推法

2. 一指禅偏峰推法（图 1-2）

拇指桡侧缘偏峰着力，吸定，拇指伸直并略内收，其余手指自然散开。沉肩，垂肘，悬腕。

腕关节微屈或自然伸直，放松，余同一指禅指峰推法。

3. 一指禅屈指推法（图 1-3）

拇指指端顶于示指中节桡侧缘或示指的指背上，拇指指间关节突起部分着力、吸定治疗部位，肘微屈，腕松，四指自然握拳。

余同一指禅指峰推法。

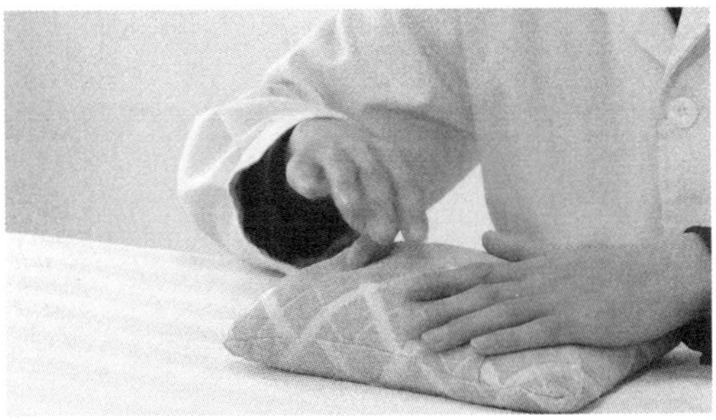

图 1-2　一指禅偏峰推法

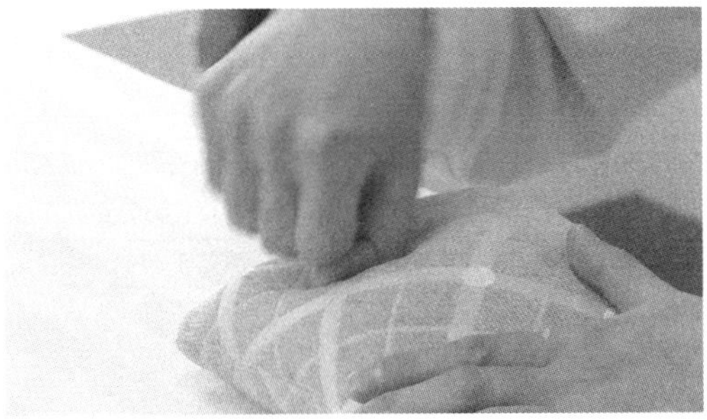

图 1-3　一指禅屈指推法

【注意事项】

（1）频率一般为 120～160 次/分，实际操作可根据具体情况变化。

（2）吸定时，拇指不可滑动或跳跃，不可拙力下压拇指，以免损伤拇指的韧带。

（3）移动要在吸定的基础上紧推慢移。

（4）操作压力及摆动幅度要均匀，动作要灵活，频率要均等。

【技能训练】

1. 定点练习

在沙袋或受术者身上进行一指禅推法定点练习，熟练后再进行双手同步定点练习。如：

（1）一指禅指峰推肩中俞、肩井、足三里。

（2）一指禅偏峰推太阳、中脘。

（3）双手拇指偏峰在左、右风池上做蝴蝶双飞式定点练习。

2. 走线练习

在沙袋上做左右、上下来回直线移动的一指禅指峰推。在沙袋上做顺时针、逆时针方向的环形移动一指禅偏峰推。熟练后在受术者身上练习，如：

（1）一指禅指峰推颈项。

（2）一指禅偏峰推眼周。

（3）一指禅屈指推背腰。

二、㨰法

【动作要领】　沉肩，摆臂，㨰动。

【操作方法】

1. 掌背㨰法（图 1-4）

术者操作手放松，手握空拳，手背呈弧形，以第五掌指关节背侧和手背尺侧部分为着力面，吸定于受术者某一部位。

以肘关节为支点，前臂主动向外推旋，带动腕关节屈伸，做持续不断的㨰动。频率 120～160 次/分。

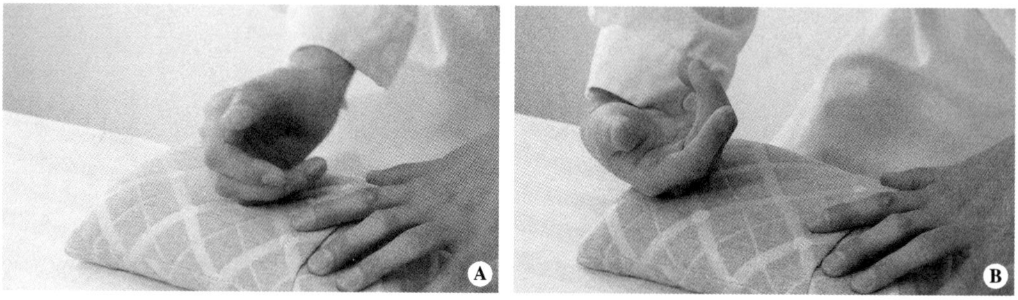

图 1-4 掌背㨰法

2. 掌指关节㨰法（图 1-5）

术者手握空拳，腕关节微屈向尺侧，以第五掌指关节背侧为吸定点，示指、中指、环指（无名指）及小指的掌指关节背侧为㨰动着力面。

以肘关节为支点，前臂主动前后推旋运动，带动腕关节小幅屈伸活动，做持续不断的直线往返㨰动，紧㨰慢移。频率 120～160 次/分。

3. 指间关节㨰法（图 1-6）

术者手握空拳，拇指自然盖贴拳眼或屈曲拳内，以四指（或两指）指间关节背侧为主要着力部位。

以肘关节为支点，前臂摆动，带动腕关节屈伸，做持续不断的㨰动。

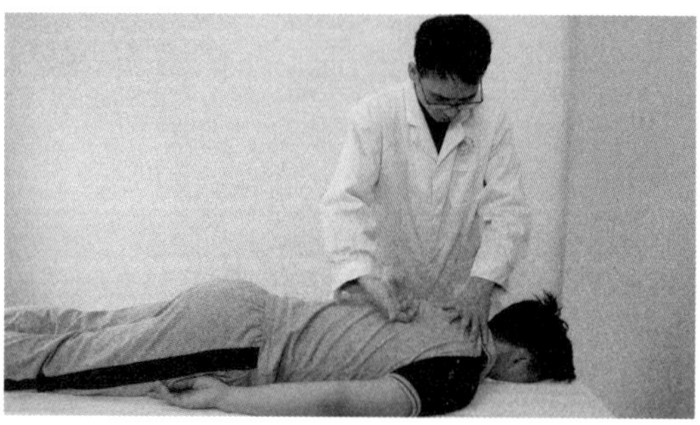

图 1-5 掌指关节㨰法

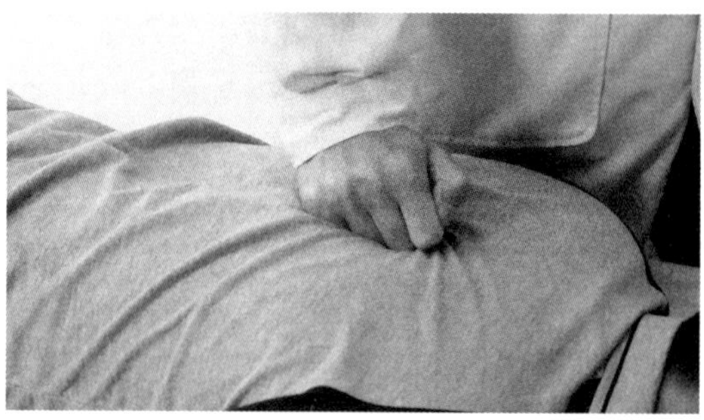

图 1-6 指间关节㨰法

4. 拳㨰法（图 1-7）

术者手握空拳，示指、中指、环指、小指的近端指间关节、对应掌指关节及近端指骨背面着力。

以肘关节为支点，前臂摆动，带动腕关节屈伸，做持续不断的㨰动。

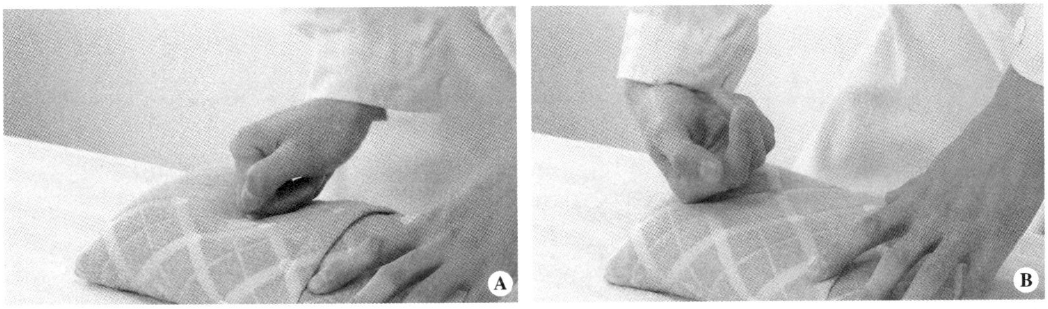

图 1-7　拳㨰法

5. 前臂㨰法（图 1-8）

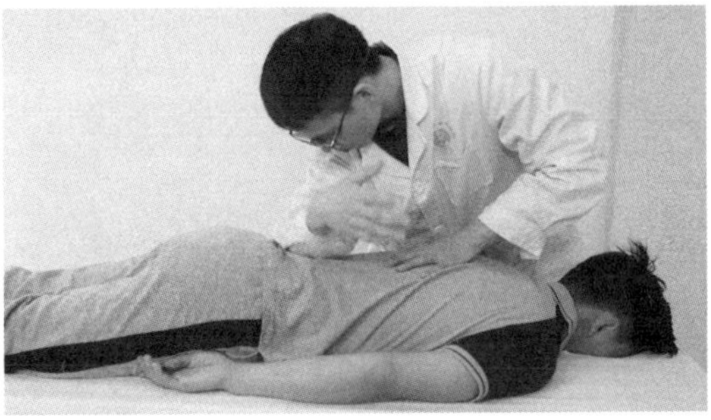

图 1-8　前臂㨰法

术者沉肩，肘关节屈曲，以前臂尺侧上 1/3 肌肉丰厚处着力。

以肩关节为支点，上臂做主动摆动，肘关节同时向外推旋，做持续不断的㨰动。

【注意事项】

（1）㨰动时注重吸定，忌拖动或跳动。

（2）操作要柔和，忌生硬，避免出现撞击感。

（3）把控好腕关节的屈伸运动，避免出现折刀样突变动作（即手法运动到一定幅度时阻力突然减小）。

（4）频率一般为 120～160 次/分，实际操作可根据具体情况变化。

【技能训练】

1. 定点练习

（1）在沙袋上做各种㨰法单手定点练习。

（2）双手着力面分别置于沙袋左右两边，做掌背㨰法和掌指关节㨰法的同步定点练习。

（3）在颈项、胸、背腰部如肩井、膀胱经腧穴、环跳等穴位进行各种㨰法单手定点练习。

2. 走线练习

在沙袋和受术者身上反复往返做各种㨰法单手走线练习。如：

（1）双手分别沿沙袋左右两边，反复往返做掌背㨰法和掌指关节㨰法的双手走线练习。

（2）在受术者身上沿背腰部膀胱经一线做各种㨰法单手走线练习。

（3）双手在受术者肩背部做掌背㨰法同步走线练习。

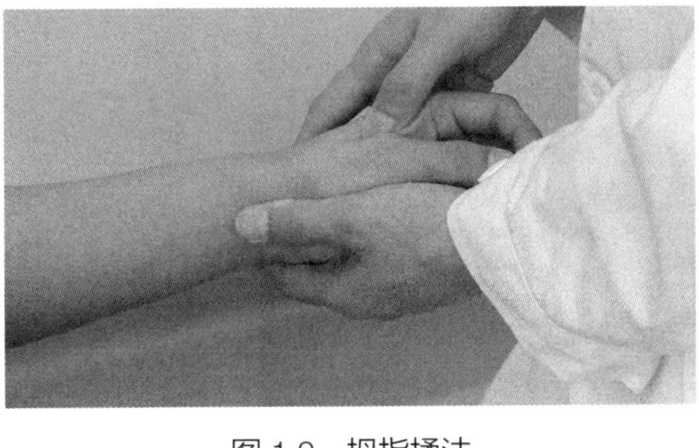

图 1-9　拇指揉法

三、揉法

【动作要领】　松肩，垂肘，松腕。带动皮下组织做环旋揉动。

【操作方法】

1. 拇指揉法（图 1-9）

术者拇指罗纹面着力吸定受术者体表。

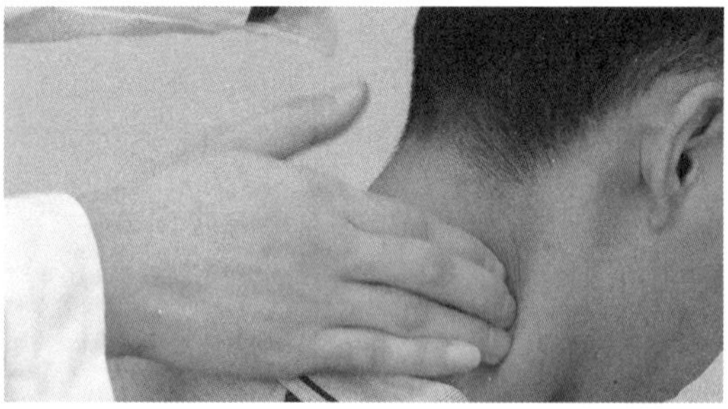

图 1-10 多指揉法

以肘部为支点，前臂主动摆动，带动拇指做小幅度环旋揉动。

2. 中指揉法

以中指罗纹面着力，余同拇指揉法。

3. 多指揉法（图 1-10）

以示指、中指、环指罗纹面为着力面，余同拇指揉法。

4. 大鱼际揉法（图 1-11）

以手掌大鱼际着力，吸定受术者体表，手指自然伸直放松，腕关节放松，稍桡偏。

以肘关节为支点，前臂主动运动，带动腕部灵活摆动，使大鱼际带动皮下组织做环旋运动。

5. 小鱼际揉法（图 1-12）

腕关节放松，稍尺偏，以小鱼际着力吸定，余同大鱼际揉法。

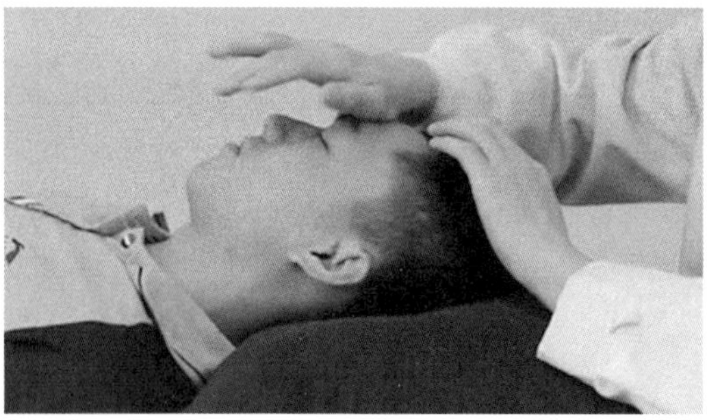

图 1-11 大鱼际揉法

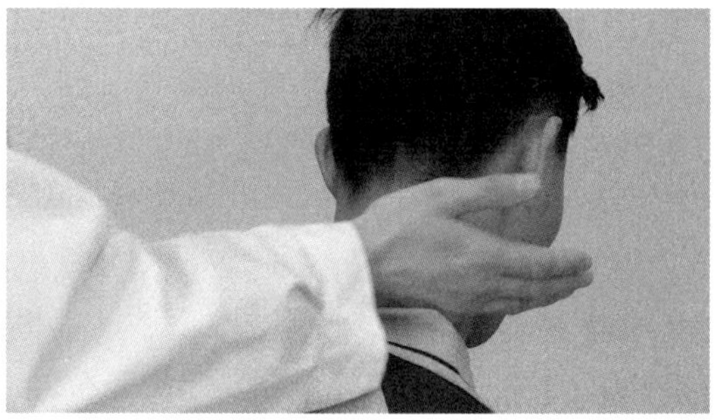

图 1-12 小鱼际揉法

6. 掌根揉法（图 1-13）

五指并拢微屈，以掌根着力，吸定受术者体表。

以肘部为支点，前臂主动摆动，带动腕部做环旋运动。

7. 叠掌揉法（图 1-14）

术者双掌重叠，以手掌吸定受术者体表。

上半身微前倾，双肘微屈，前臂主动运动，使手掌带动皮下组织做环旋揉动。

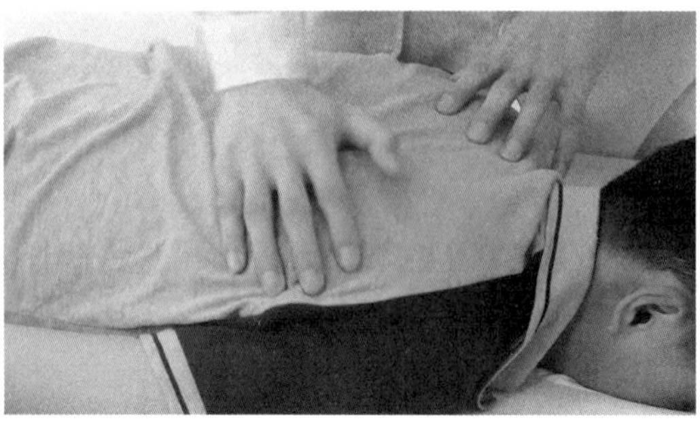

图 1-13 掌根揉法

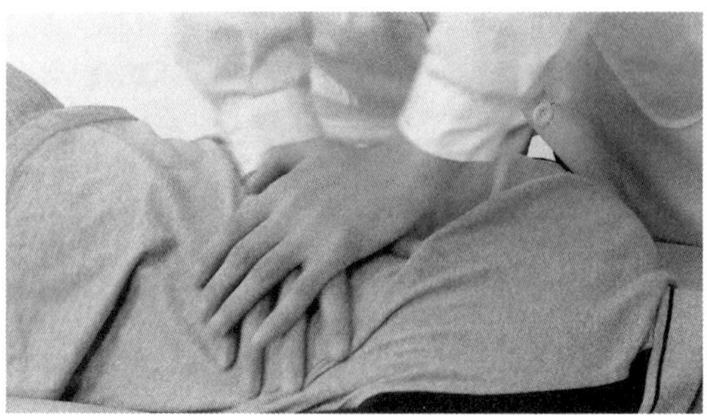

图 1-14 叠掌揉法

8. 前臂揉法（图 1-15）

以前臂尺侧上 1/3 肌肉丰厚处着力，吸定受术者体表。

手腕放松，以肩关节为支点，上臂主动摆动，带动吸定部位做回旋运动。

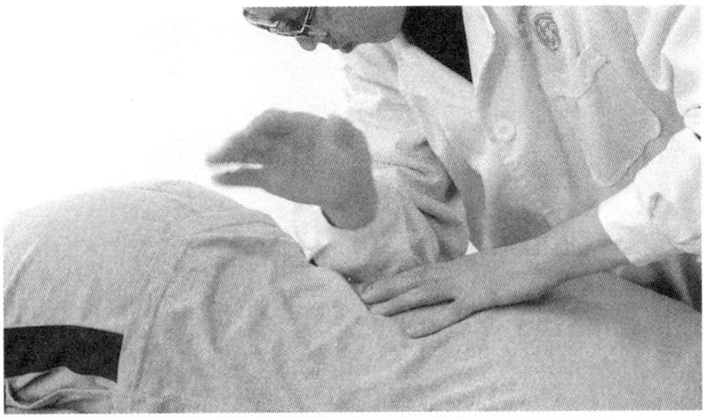

图 1-15　前臂揉法

【注意事项】

（1）揉法用力持续均匀，压力适中，带动皮下组织一起运动，不可在体表跳跃、拖动或摩擦。

（2）频率一般为 120～160 次/分，实际操作可根据具体情况变化。

【技能训练】

1. 定点练习

（1）在沙袋上做各种揉法定点练习。

（2）拇指或中指揉印堂、太阳。

（3）多指揉头部、颈项部两侧。

（4）在背腰部练习掌根揉法、叠掌揉法、前臂揉法等手法。

2. 走线练习

（1）沿印堂→神庭一线，做拇指揉法、中指揉法走线练习。

（2）大鱼际揉前额。

（3）在背腰部进行其余揉法走线练习。

任务二　摩擦类手法

一、摩法

【动作要领】　环旋摩动，不带动皮下组织。

【操作方法】

1. 指摩法（图 1-16）

示指、中指、环指并拢，以三指指掌面着力或示指、中指、环指、小指四指指掌面着力。腕关节微屈，以肘关节轻度地屈伸带动指掌面做环形摩动。

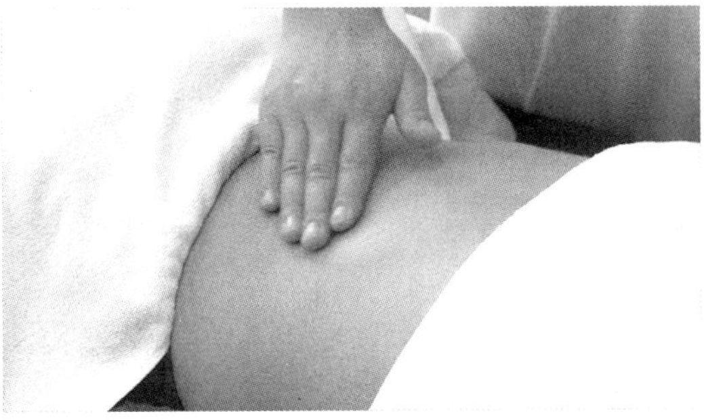

图 1-16　指摩法

2. 掌摩法（图 1-17）

手掌贴附于体表，以掌面或掌根着力。

腕关节放松并保持不动，以肩、肘带动掌面做环形摩动。

【注意事项】

（1）摩法的压力和速度要均匀、适当。

（2）指摩时腕关节应稍紧张，掌摩时则需放松。

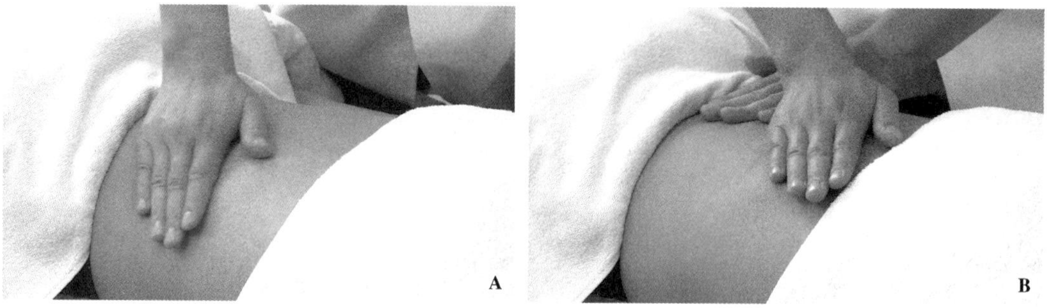

图 1-17 掌摩法

A. 单掌摩法；B. 双掌摩法

（3）指摩法操作稍轻快，频率为 120 次/分；掌摩法操作稍重缓，频率 80～100 次/分。实际操作可根据具体情况变化。

【技能训练】

（1）在沙袋上做指摩法、掌摩法练习。

（2）指摩面部穴位及中脘、关元。

（3）单、双掌摩腹部穴位。

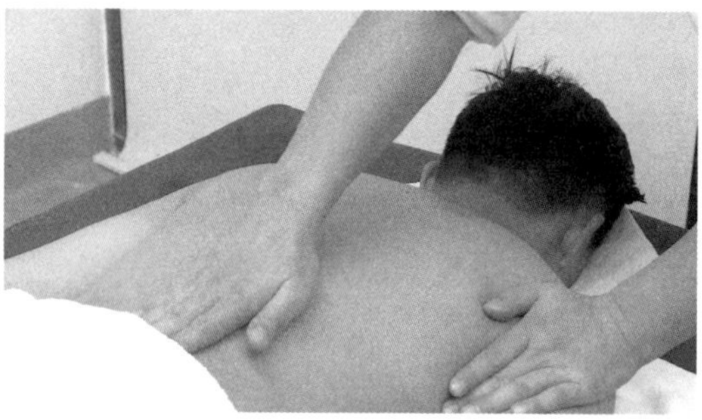

图 1-18 掌擦法

二、擦法

【动作要领】 紧贴体表，直线往返摩擦。

【操作方法】

1. 掌擦法（图 1-18）

手掌及腕关节自然伸直，以掌面着力。以肩关节为支点，肘关节主动屈伸运动，带动掌面在体表进行快速地直线往返摩擦。

2. 大鱼际擦法（图 1-19）

掌指并拢微屈，以大鱼际着力，余同掌擦法。

3. 小鱼际擦法（图 1-20）

掌指并拢绷直，腕关节伸直，稍偏桡侧，以小鱼际尺侧缘着力，余同掌擦法。

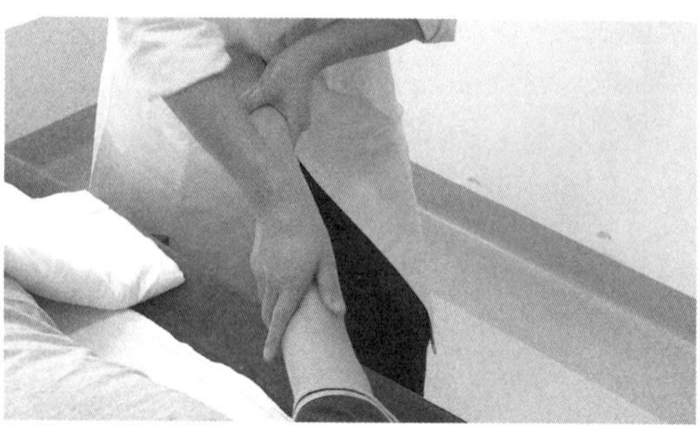

图 1-19 大鱼际擦法

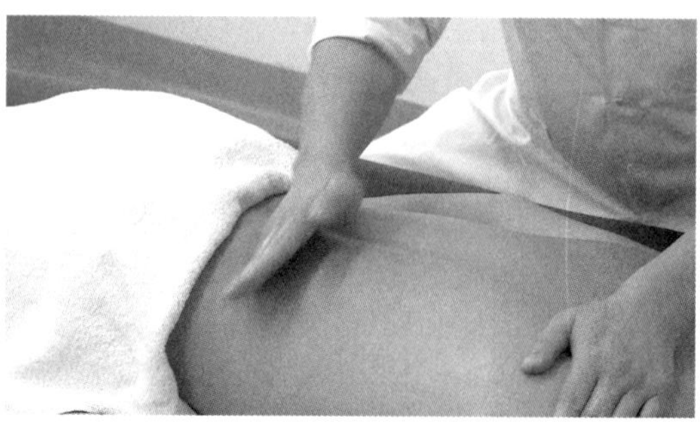

图 1-20 小鱼际擦法

4. 四指擦法（图 1-21）

以示指、中指、环指、小指着力，紧贴体表。

以肩关节为支点，肘关节主动屈伸运动，带动着力面做往返摩擦。

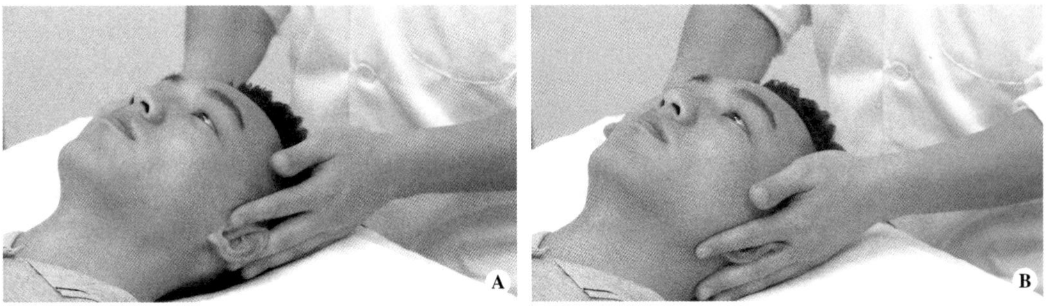

图 1-21　四指擦法

A. 颞部四指擦法，避开耳朵；B. 往返擦向面颊部

【注意事项】

（1）紧贴体表，压力适中。

（2）直线运动，往返用力。

（3）频率以 100 次/分为宜。

（4）保护皮肤，辅以介质，以透热为度。

（5）操作时自然呼吸，忌屏气。

（6）此手法操作结束后，不宜再施其他手法。

【技能训练】

（1）指擦头部两侧。

（2）掌擦背腰部。

（3）大鱼际擦上肢。

（4）小鱼际横擦腰骶部。

【拓展训练】

（1）双手示、中二指擦耳前后两侧。

（2）单手示、中二指擦鼻翼两侧。

三、推法

【动作要领】　单向直线推动。

【操作方法】

1. 拇指推法（图 1-22）

拇指罗纹面着力于体表，其余四指置于其前外方协助操作。

腕关节屈伸带动拇指做单向直线推动。

2. 掌推法（图 1-23）

腕关节略背伸，肘关节屈曲，以全掌或掌根着力。

以肩关节为支点，前臂主动施力，带动手掌做单向直线推动。

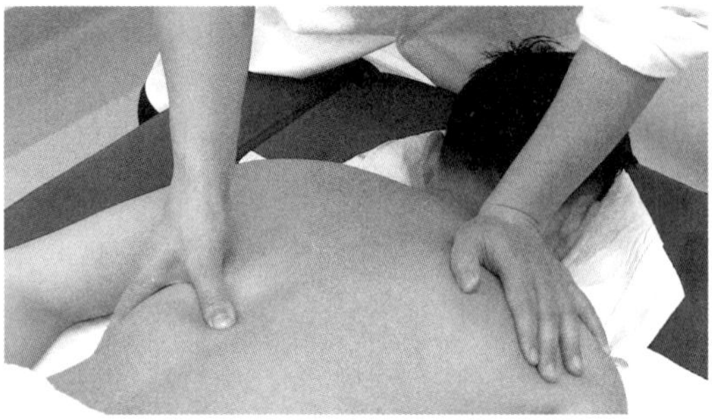

图 1-22　拇指推法

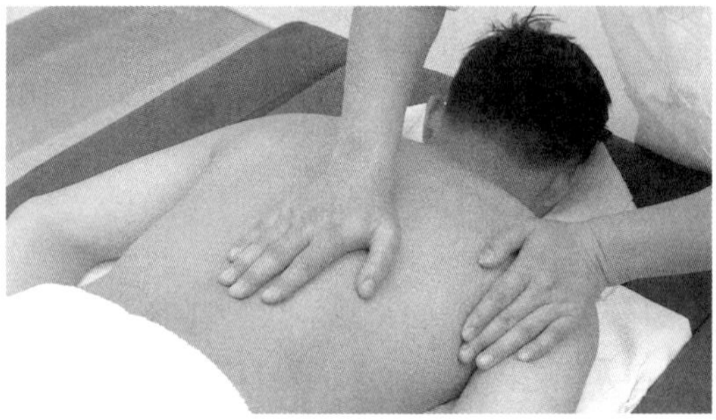

图 1-23　掌推法

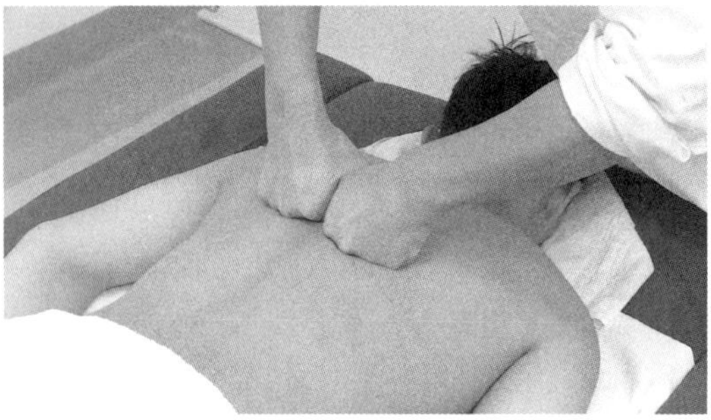

图 1-24　拳推法

3. 拳推法（图 1-24）

手握实拳，以四指近侧指间关节背侧突起或拳面着力。

以肩关节为支点，前臂主动施力，带动着力面做单向直线推动。

4. 肘推法（图 1-25）

施术侧屈肘，以尺骨鹰嘴部着力。

另一手按压于施术手拳面协助操作或以虎口放置在施术侧肘部辅助固定。

以肩关节为支点，上身稍前倾，上臂主动施力，带动着力处做单向直线推动。

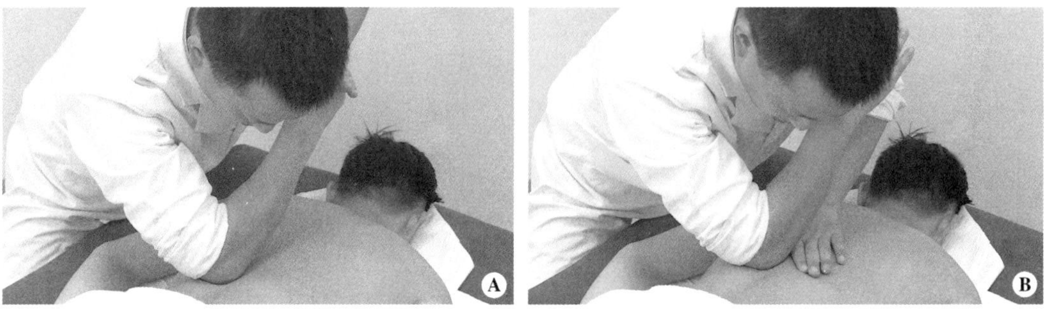

图 1-25　肘推法

A. 施术侧屈肘，尺骨鹰嘴部着力，另一手按压于施术手拳面协助操作；B. 将另一手虎口放置在施术侧肘部辅助固定

【注意事项】

（1）紧贴体表，压力、速度要均匀。

（2）掌推、肘推宜慢而平稳。

（3）用力较重时，应辅以介质，防止损伤皮肤。

【技能训练】

（1）两手拇指分推额部；两手拇指同时推夹脊。

（2）掌推督脉、背部足太阳膀胱经。

（3）单拳或双拳推背腰部。

（4）肘推背部膀胱经。

【拓展训练】　精油推背是采用推法并辅以精油为介质的一种养生保健方法，具有改善睡眠、美容、缓解肌肉疲劳、减轻焦虑抑郁等作用。精油推拿以背部操作最为常用。背部主要有督脉和足太阳膀胱经，督脉总督全身阳气，推足太阳膀胱经则能增强代谢。因此，背部精油推拿时常在这些经脉上重点操作。以下是背部精油操作的手法及腧穴参考。

（1）颈、肩、背、腰部上油。

（2）拇指推法与拳推法交替推风池→肩井一线。

（3）掌推肩部，拇指推肩胛内侧缘。

（4）拇指推督脉、夹脊、背部足太阳膀胱经。

（5）掌推法与拳推法交替推背腰部膀胱经。

四、抹法

【动作要领】　直线或弧线，单向或往返抹动。

【操作方法】

1. 指抹法（图 1-26）

以拇指罗纹面着力。

拇指掌指关节灵活主动屈伸，带动着力面进行抹动。

2. 掌抹法（图 1-27）

以掌面或大鱼际着力。

以肘关节为支点，腕关节放松，前臂主动运动，带动着力面抹动。

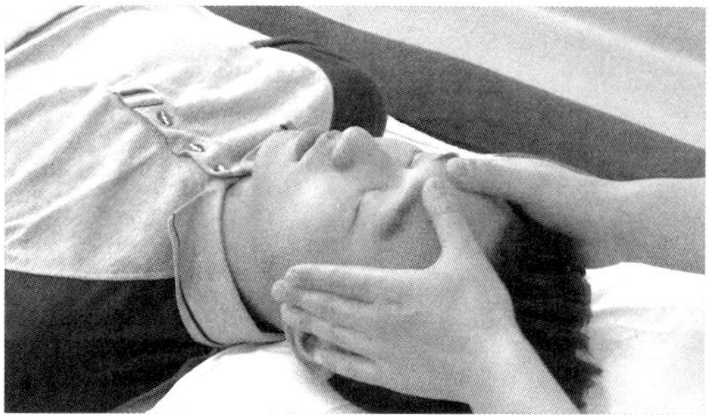

图 1-26　指抹法

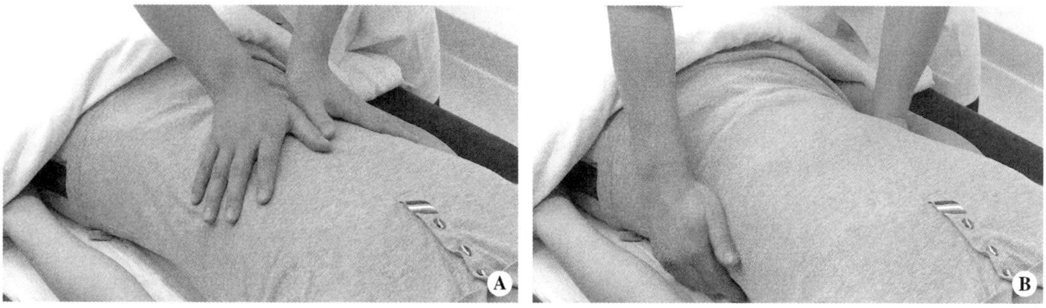

图 1-27　掌抹法

A. 腹部掌抹法由腹部中线起始抹动腹部；B. 双手分抹至腹部两侧

【注意事项】

（1）用力轻而不浮、重而不滞。

（2）频率宜轻快，动作均匀协调。

（3）抹动路线灵活。

【技能训练】

（1）在沙袋上进行单、双手的指抹法、掌抹法练习。

（2）沿印堂→神庭一线做双手交替指抹法练习。
（3）掌抹法分抹前额、两肋。

五、搓法

【动作要领】 快速来回搓动。
【操作方法】
1. 夹搓法（图 1-28）
双手掌面相对用力夹住肢体。
以肘关节为支点，双手做快速地相反方向来回搓动。
2. 推搓法（图 1-29）
以单掌或双掌着力。
前臂主动施力，做较快速的推去拉回的搓动。

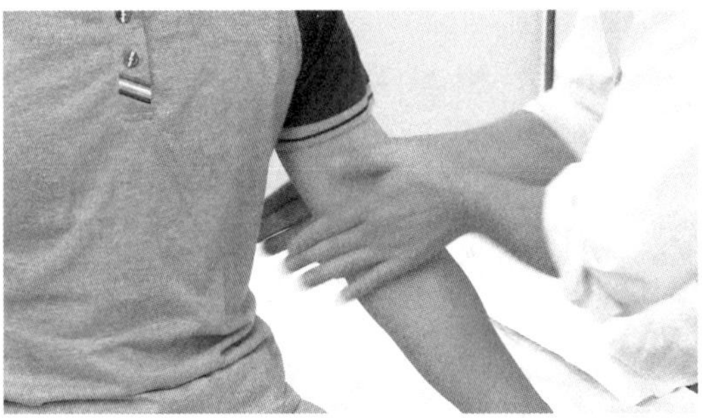
图 1-28 夹搓法

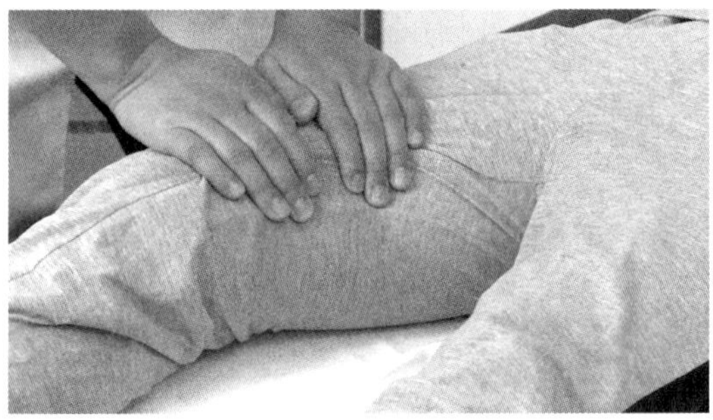
图 1-29 推搓法

【注意事项】
（1）双手用力要对称，夹持松紧适度。
（2）动作协调、连贯，中途不宜中断。
（3）快搓慢移。
（4）操作时自然呼吸，忌屏气。
【技能训练】
（1）在沙袋上进行推搓法练习。
（2）夹搓上肢。

任务三 挤压类手法

一、按法

【动作要领】 垂直按压，逐渐用力，按而留之，速度缓慢且配合受术者呼吸。
【操作方法】
1. 拇指指按法（图 1-30）
受术者俯卧位，术者立于一侧。术者拇指罗纹面伸直着力于受术部位，其余手指自然弯曲，腕关节伸直。

以肩关节为支点，上肢和腕部协同垂直向下缓慢按压。

受术者有酸、麻、重、胀等感觉时，术者施力维持一段时间，后缓慢收力。

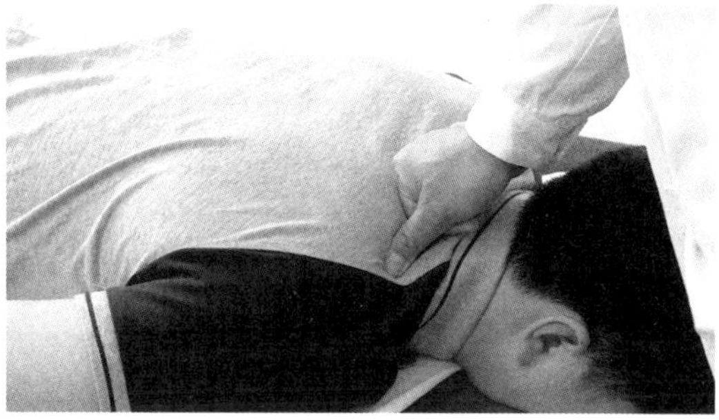

图 1-30 拇指指按法

2. 掌按法（图 1-31）

受术者俯卧位，术者立于一侧。术者双脚踮起，身体前倾，上肢伸直，以肩关节为支点。

掌根或全掌着力于受术部位，上臂发力，垂直向下按压体表。叠掌按压时将一手掌重叠于另一手背，躯干发力。余同指按法。

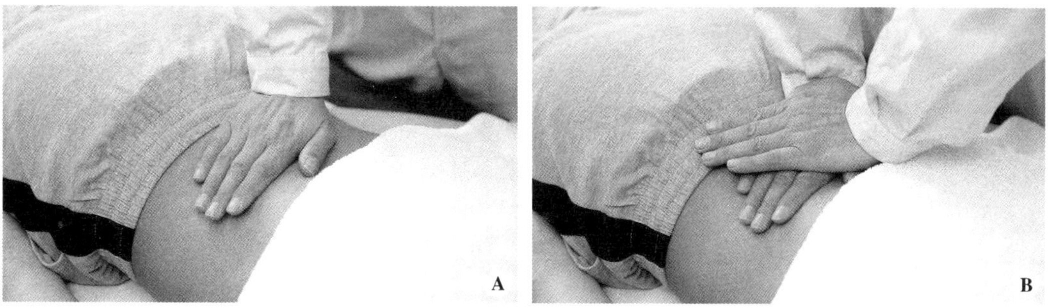

图 1-31 掌按法

A. 单掌按法；B. 叠掌按法

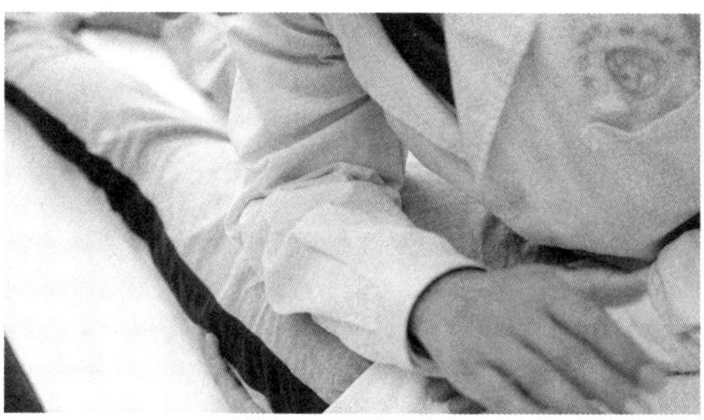

图 1-32 肘按法

3. 肘按法（图 1-32）

受术者俯卧位，术者立于一侧。术者上身前倾，躯干发力，以肩关节为支点。

前臂尺侧上端近肘关节部着力于受术部位。由轻至重垂直按压体表，可借助上半身的重量按压。余同指按法。

【注意事项】

（1）按压力量大小和时间长短应根据受术者具体情况而灵活改变。一般按压力量大则时间宜短，反之力量小则时间稍长。

（2）肘按法不要用尺骨鹰嘴操作，注意与肘推法区别。

（3）用力平稳，由轻到重平稳加压，再由重到轻逐渐减压，忌用暴力。

【技能训练】

定点练习

（1）左手辅助固定，右手在沙袋中央定点练习，也可双手在沙袋左右两边同步定点练习。

（2）选肩井、足三里进行指按法练习。

（3）选背腰部进行掌按法，取环跳进行肘按法练习。

二、点法

【动作要领】 以点着力，垂直按压，逐渐用力。

【操作方法】

1. 拇指端点法（图 1-33）

受术者端坐位，术者立于一侧。

术者腕关节微屈，手握空拳，拇指紧靠示指中节，拇指指端吸定，余四指固定辅助。拇指指端着力于受术部位，逐渐向下垂直按压。

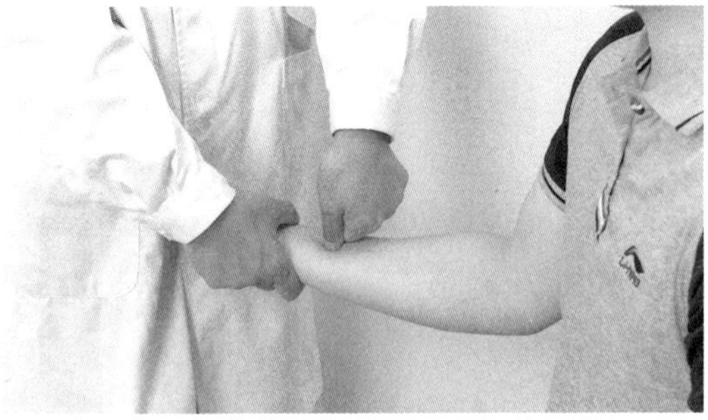

图 1-33 拇指端点法

受术者有酸、麻、重、胀等感觉时，术者施力维持一段时间，后缓慢收力。

2. 屈指点法（图 1-34）

受术者俯卧位，术者立于一侧。

术者手握空拳，以拇指指骨间关节骨突或示指近端指骨间关节骨突着力于受术部位。以肘关节为支点，前臂施力。余同拇指端点法。

3. 肘尖点法（图 1-35）

受术者俯卧位，术者立于一侧。

术者手握空拳，肘关节屈曲，拳心向胸。以肘尖部着力于受术部位。

术者身体前倾，以肩关节为支点，肩及躯干发力，逐渐垂直向下按压。余同拇指端点法。

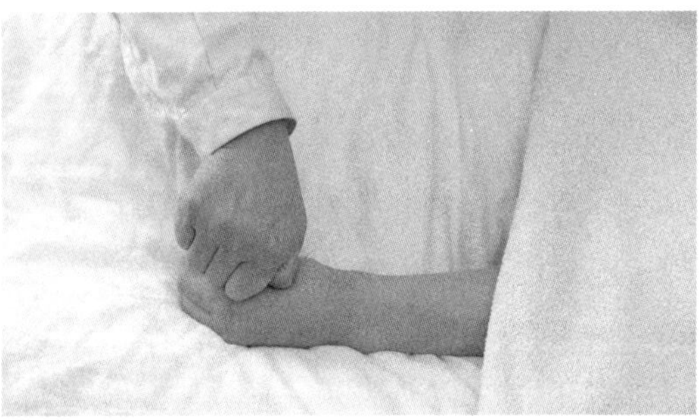

图 1-34 屈指点法

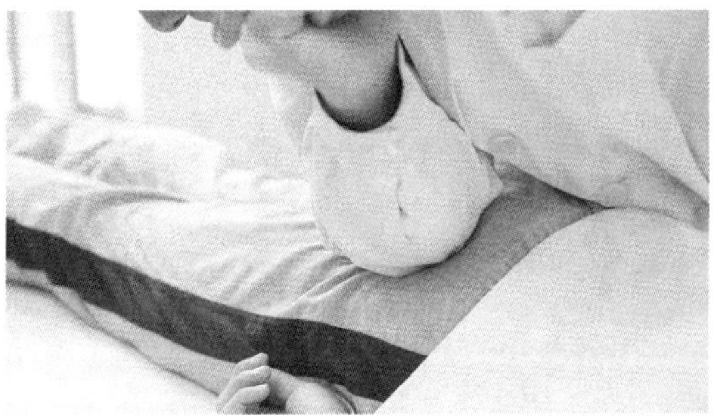

图 1-35 肘尖点法

【注意事项】

（1）点压方向要垂直于受术部位。

（2）操作时注意保护术者的手指，同时保护受术者皮肤。

（3）肘尖点法刺激强烈，要根据情况适当使用。点法后常施揉法。

（4）用力平稳，由轻到重平稳加压，再由重到轻逐渐减压，忌用暴力。

【技能训练】

定点练习

（1）左手辅助固定，右手在沙袋中央定点练习，也可双手在沙袋左右两边同步定点练习。

（2）选合谷、内关、手三里等进行拇指端点法、屈指点法练习。

（3）选足三里、涌泉等进行屈指点法练习。

（4）选取环跳、腰眼进行肘尖点法练习。

三、拨法

【动作要领】 与肌纤维呈垂直方向，横向拨动。

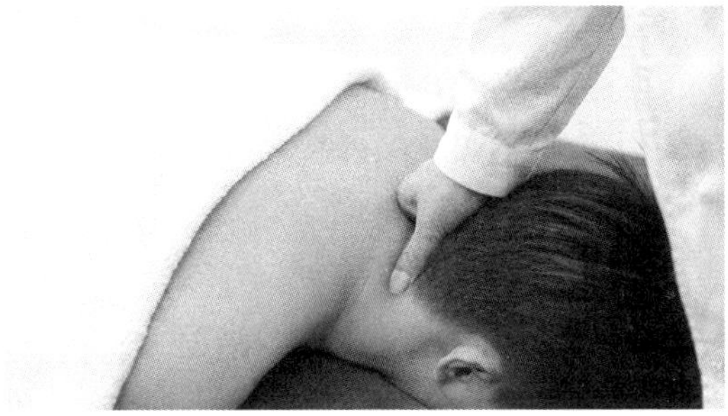

图 1-36 拇指拨法

【操作方法】

1. 拇指拨法（图 1-36）

受术者俯卧位，术者立于一侧。

术者拇指伸直或微屈，以指端罗纹面或桡侧面着力于受术部位（肌肉、肌腱等），其余四指在一旁以助力。拇指适当用力下压至受术部位有酸胀感。

与肌纤维呈垂直方向，拇指单向或来回横向拨动，也可双拇指叠指拨动。

2. 二指拨法

受术者俯卧位，术者立于一侧。

术者示、中二指并拢伸直或微屈。示、中二指适当用力点压受术部位至有酸胀感。

与肌纤维呈垂直方向单向或来回横向拨动（也可双手示、中二指重叠操作）。

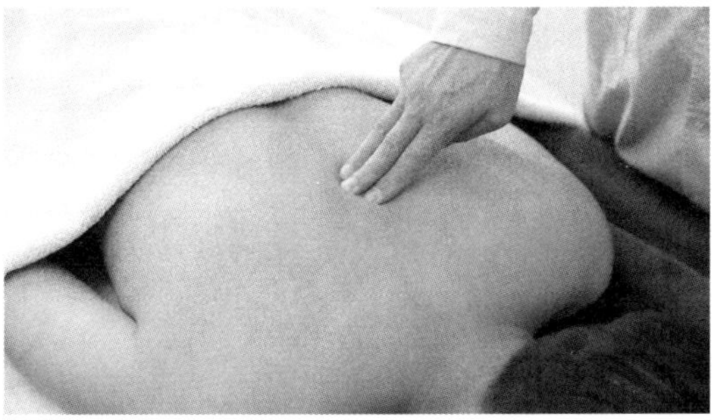

图 1-37 三指拨法

3. 三指拨法（图 1-37）

受术者俯卧位，术者立于一侧。

术者示、中、环三指并拢伸直或微屈，三指适当用力点压背部至受术者有酸胀感。

与肌纤维呈垂直方向单向或来回横向拨动（也可双手示、中、环三指重叠操作）。

4. 肘拨法

术者以前臂上端靠近肘尖部着力，用力下压至一定深度，使受术者产生酸胀的得气感。术者以肩部发力，做与肌纤维或韧带垂直方向的横向拨动。

【注意事项】

（1）拨法方向、角度应与局部肌纤维垂直。

（2）拨动时指下应有肌腹、肌腱滑过感，而不应在表皮上摩擦移动。

（3）拨法可单向操作，也可双向操作。

【技能训练】

（1）在颈项部进行拇指拨法练习。

（2）在肩背部进行单手二指拨法和三指拨法练习。

（3）在背腰部和四肢部进行双拇指重叠拨法练习。

四、捏法

【动作要领】 拇指与其他手指相对挤压。

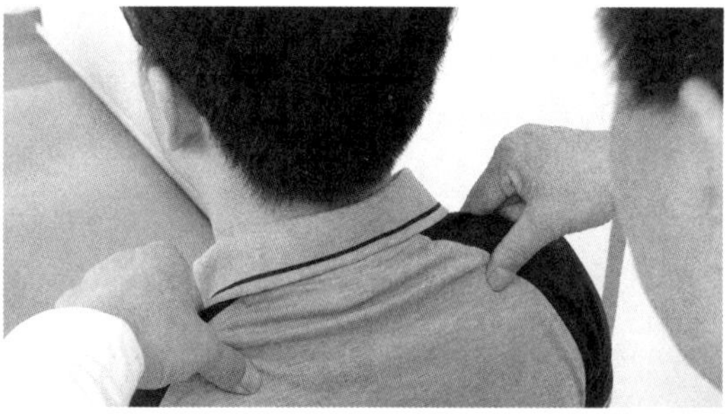

图 1-38 二指捏法

【操作方法】

1. 二指捏法（图 1-38）

受术者坐位，术者立于其后面。

术者拇指伸直内收，其余四指并拢微屈曲，腕关节微屈曲，肘关节微屈曲。

用拇指与示指中节桡侧面相对用力挤捏受术部位，随即放松，再用力挤捏—放松，反复重复挤捏—放松动作，并循序匀速移动。

2. 三指捏法（图 1-39）

受术者俯卧位，术者立于一侧。

术者拇指伸直内收，示、中两指并拢伸直，腕关节伸直，肘关节屈曲。

用拇指与示、中两指指掌面着力于受术部位，主动挤压用力，相对挤压和放松。

3. 五指捏法（图 1-40）

受术者俯卧位，术者立于一侧。

术者拇指伸直内收，其余四指并拢伸直，腕关节伸直，肘关节屈曲。

拇指和其余四指指掌面着力于受术部位，主动挤压用力，相对挤压和放松。

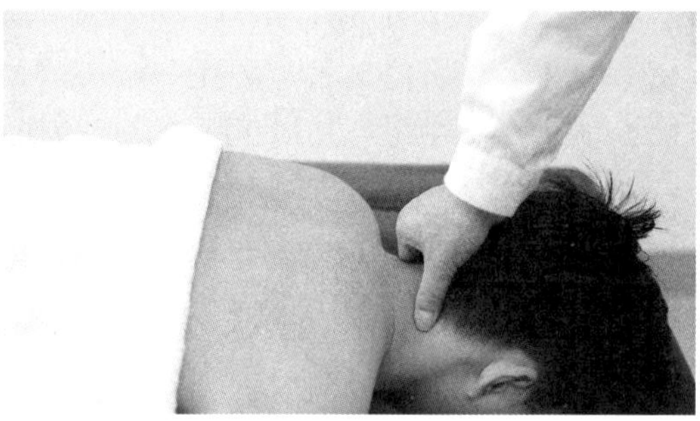

图 1-39 三指捏法

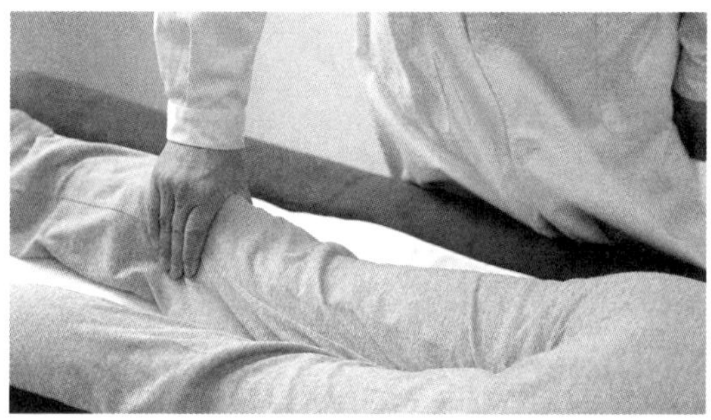

图 1-40 五指捏法

4. 捏脊法（图 1-41）

受术者俯卧位，术者立于一侧。

术者拇指伸直内收，其余四指并拢，腕关节伸直，肘关节屈曲。

用屈曲示指桡侧面抵住皮肉，拇指在前，捏起皮肉（或用拇指罗纹面抵住脊椎旁皮肉，示、中指在前，将皮肉捏起）。两手捏提捻转，并交替向前移动，常捏三提一，以皮肤发红为度。

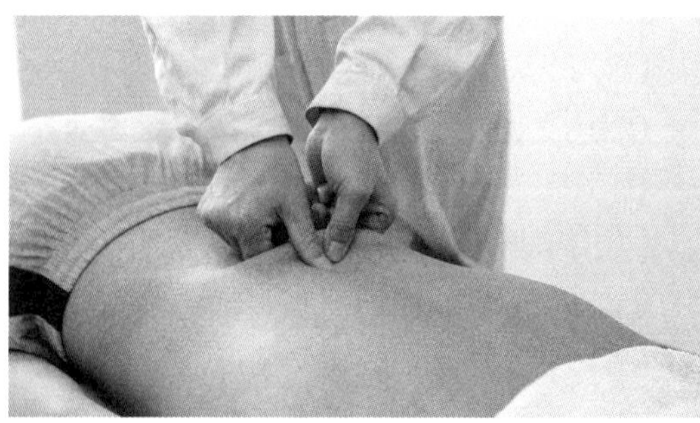

图 1-41 捏脊法

【注意事项】

（1）操作时，不可指端内扣或抠抓。

（2）捏脊法常捏三提一。

【技能训练】

1. 定点练习

（1）主要练习捏法的对称性。左手辅助固定，右手在沙袋中央定点练习。也可双手在沙袋左右两边同步定点练习。

（2）三指捏项部。

（3）二指捏肩部。

2. 走线练习

（1）沿沙袋的下端→上端→下端走线练习，如此往返，紧捏慢移。

（2）双手从下向上捏脊。

（3）五指捏上肢。

五、拿法

【动作要领】　捏而提起。

【操作方法】

1. 三指拿法

受术者俯卧位，术者立于一侧。

术者拇指伸直内收，示指、中指并拢伸直，环指、小指自然屈曲，肘关节微屈。

拇指和示指、中指指掌面着力受术部位，三指协同相对用力，夹住肌肉垂直提起，再慢慢放松。

2. 五指拿法（图 1-42）

受术者俯卧位，术者立于一侧。

术者拇指伸直内收，其余四指并拢伸直，腕关节伸直，肘关节微屈。

拇指和其余四指指掌面协同用力，夹住受术部位垂直提起，再慢慢放松。

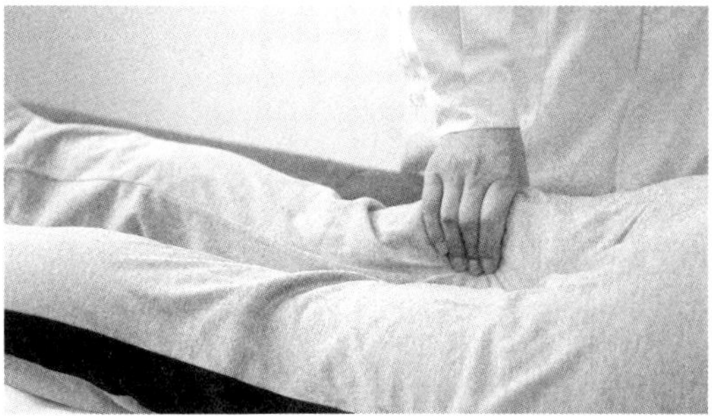

图 1-42　五指拿法

【注意事项】

（1）手掌空虚，指掌面紧贴受术部位。

（2）操作应以指掌面着力，不可指尖内扣。

（3）操作时，腕关节应放松、灵巧，捏拿、回送动作平稳过渡。

（4）可单手操作，也可双手操作。

【技能训练】

1. 定点练习

（1）左手辅助固定，右手在沙袋中央定点练习，也可双手在沙袋左右两边同步定点练习。

（2）拿风池。

（3）拿小腿肌后群。

（4）拿肩井。

2. 走线练习

（1）沿沙袋的下端→上端→下端走线练习，如此往返，紧拿慢移。

（2）拿颈项部。

（3）拿四肢。

六、捻法

【动作要领】 两指相对夹持，来回搓动，快捻慢移。

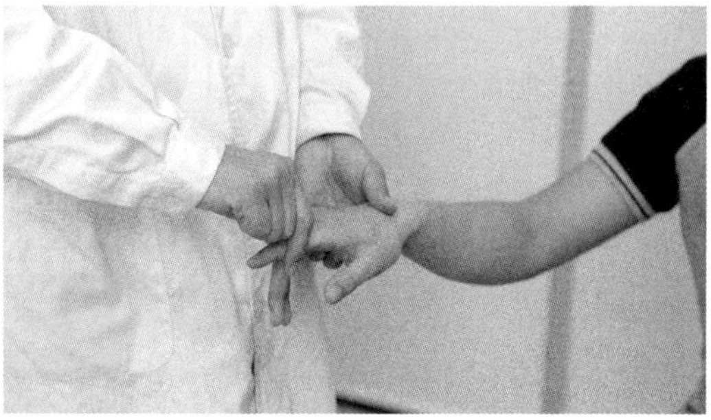

图1-43 捻法

【操作方法】

（1）受术者端坐位，术者立于一侧。

（2）术者拇指罗纹面与示指中节桡侧（或罗纹面）着力，相对夹住受术者手指，做相反方向的来回搓动（图1-43）。

（3）频率为150～200次/分。

【注意事项】

（1）带动皮下组织，不要与皮肤有明显的摩擦。

（2）动作轻巧灵活，快捻慢移。

【技能训练】 沿手指的纵轴由近端向远端练习捻法操作。

七、揪法

【动作要领】 相对夹持，扯揪扯拧。

【操作方法】

（1）受术者端坐位，术者立于一侧。

（2）术者示指、中指并拢，屈曲，拇指端置于示指中节桡侧指面上以协助操作，环指和小指自然内收。示指中节尺侧面和中指中节桡侧面着力。

（3）示指中节尺侧面和中指中节桡侧面相对夹住受术部位皮肤，向外一拉一放或拧转或一揪一放。也可用拇指罗纹面和示指中节桡侧面着力进行揪法操作。

【注意事项】

（1）用力大小应根据实际情况而定，忌粗暴用力。

（2）操作时，术者的手指应涂抹介质，以防受术者局部皮肤受伤。

（3）本手法以揪出痧为度，即局部皮肤出现红色斑点或淤血斑块的现象。

【技能训练】 在印堂、喉结处进行揪法操作。

八、踩跷法

【动作要领】 调控力量，垂直加压，屈伸关节，辅以手法。

【操作方法】

1. 碎步式踩跷法（图1-44）

受术者俯卧，胸部和大腿部各垫枕头数

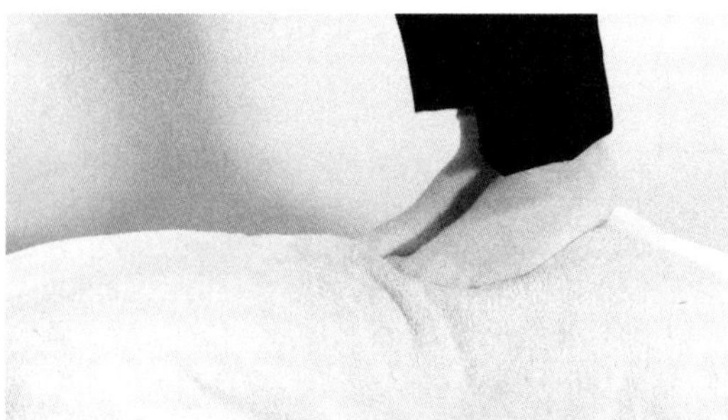

图1-44 碎步式踩跷法

个，以腹部离床面 10cm 左右为宜。

术者双手扶着固定的扶手，足掌前部平行放于受术者腰骶部，双足以走碎步的方式，经脊柱左右交替自下而上往返操作。

2. 弓步式踩跷法（图 1-45）

受术者俯卧，胸部和大腿部各垫枕头数个，以腹部离床面 10cm 左右为宜。

术者双足掌分别踏于受术者肩胛和腰骶部，以腰为轴，双足有节律地前倾后移，有节律地、一前一后地踩踏。

3. 摇摆式踩跷法（图 1-46）

受术者俯卧，胸部和大腿部各垫枕头数个，以腹部离床面 10cm 左右为宜。

术者双足掌呈外八字形，分别踏于受术者双下肢臀横纹处，有节律地左右摇摆，循大腿后侧至腘窝往返进行有节律的踩踏。

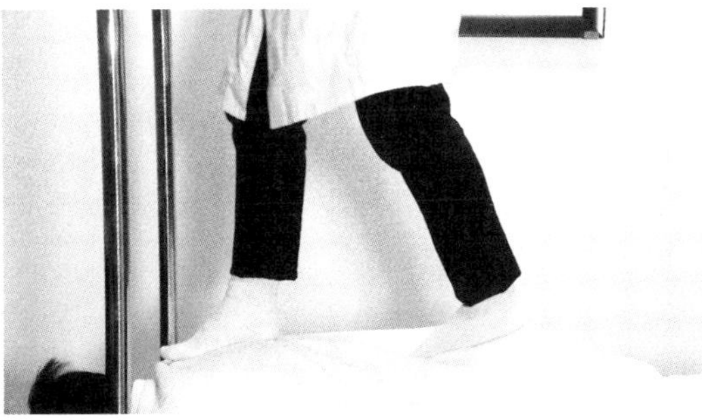

图 1-45　弓步式踩跷法

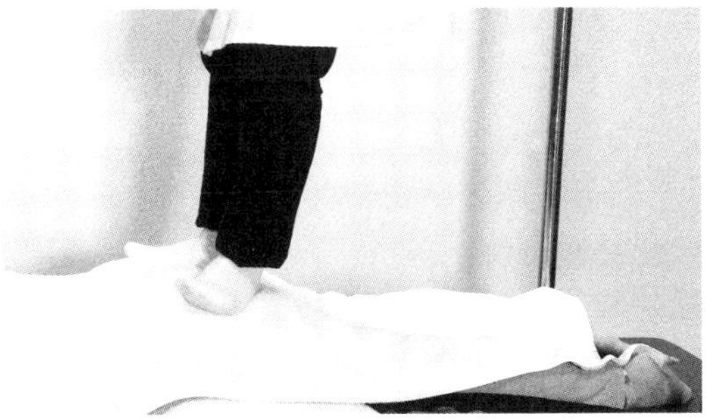

图 1-46　摇摆式踩跷法

【注意事项】

（1）根据受术者的具体情况，灵活调整踩踏的力量与次数，不能勉强。

（2）力度要适中，受术者要配合弹压起落，张口呼吸，即压下时呼气，弹起时吸气。切忌屏气。

（3）诊断不明特别是疑有脊柱结核、强直性脊柱炎或骨质疏松的受术者禁用本法。

（4）踩踏部位以腰、背、臀部及下肢后侧为主。

任务四　振颤类手法

一、振法

【动作要领】　强直静止性发力，快速振颤。

【操作方法】

1. 指振法（图 1-47）

示指叠于中指之上，以中指指端着力，意念集中于指端，也可多指着力。

前臂肌肉强直静止性用力，使手臂发出强烈而快速的振颤，振动波沿手指的轴线方向垂直作用于治疗部位。

2. 掌振法（图 1-48）

腕关节背伸，掌面着力，意念集中于掌部，余同指振法。

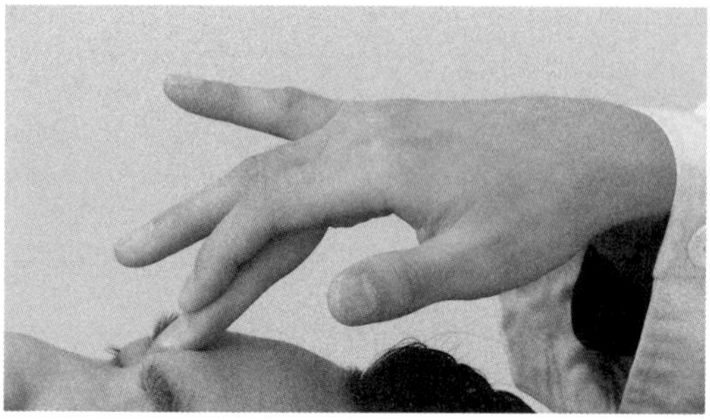

图 1-47　指振法

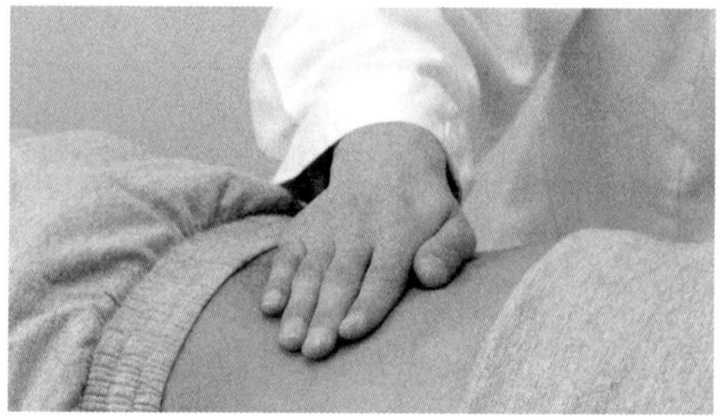

图 1-48　掌振法

【注意事项】

（1）意念集中于施术部位。

（2）调匀呼吸，不可屏气。

（3）频率为 600～800 次/分。

【技能训练】

（1）左手辅助固定，右手在沙袋中央练习。

（2）指振百会、中脘、关元。

（3）掌振腹部。

二、颤法

【动作要领】　主动施力，节律颤动。

【操作方法】

1. 指颤法

术者示、中二指或示、中、环三指罗纹面着力。

手和臂部绷紧，主动施力，进行节律性颤动。

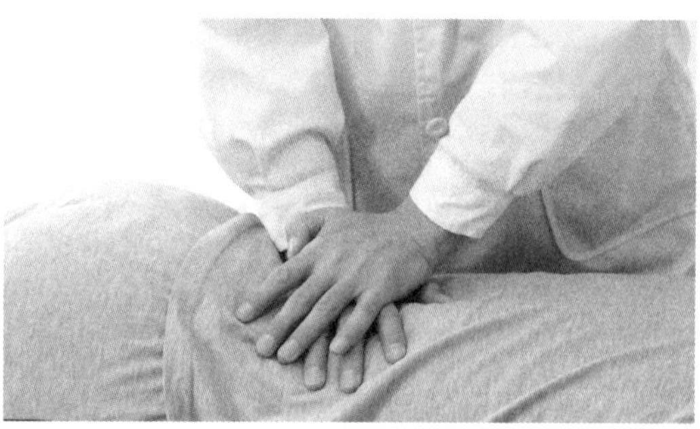

图 1-49　掌颤法

2. 掌颤法（图 1-49）

术者手掌部着力，其他同指颤法。

三、抖法

【动作要领】　牵拉远端，上下抖动。

【操作方法】

1. 抖上肢法（图 1-50）

双手握住受术者腕部或掌部，牵引上肢向前外侧抬起 60° 左右。

前臂腕部主动施力，小幅度快频率上下抖动，使抖动波经受术者上肢传导至肩部。也可一手按受术者肩部，另一手握其手进行抖动。频率一般为 250 次/分。

2. 抖下肢法（图 1-51）

受术者仰卧。

术者双手握其踝部，牵拉下肢并抬离床面约 30°。

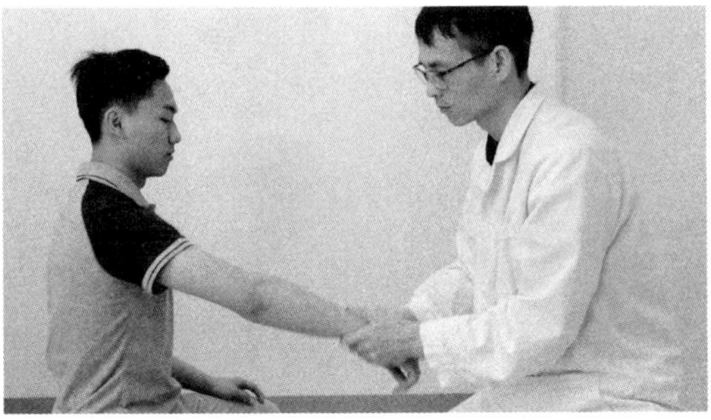

图 1-50　抖上肢法

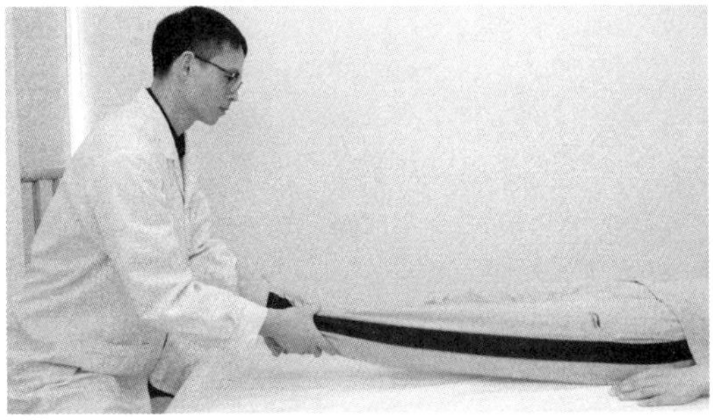

图 1-51　抖下肢法

术者主动施力，上下抖动，抖动幅度稍大、频率较缓，使抖动波经下肢传至髋部。

3. 抖腰法（图 1-52）

受术者俯卧，双手拉住床沿或请一助手固定其两腋部。

术者双手分握受术者两踝部，牵拉受术者腰部。

术者瞬间发力，做较大幅度抖动，使抖动波经下肢、髋部传至腰部。

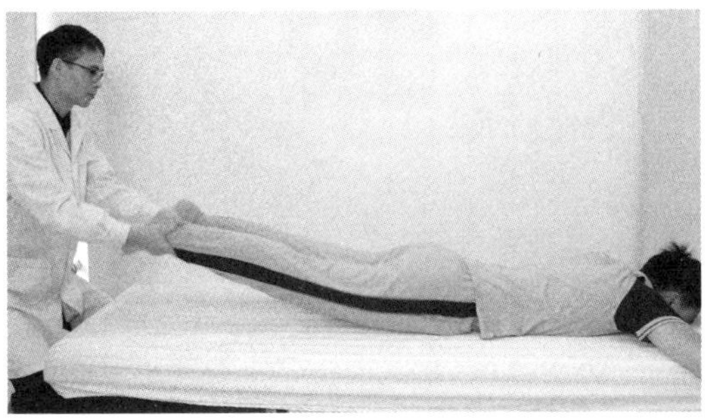

图 1-52　抖腰法

【注意事项】

（1）牵拉受术者肢体远端时，牵引力大小要合适。

（2）操作过程中不可屏气。

（3）上肢抖动得幅度小，频率快；下肢抖动得幅度稍大，频率较缓；抖腰法因操作费力，其抖动幅度较大，频率小。临床应根据受术者年龄、胖瘦等实际情况，灵活调整抖动的幅度和频率。

【技能训练】

（1）抖上肢。

（2）抖下肢。

（3）抖腰部。

任务五　叩击类手法

一、拍法

【动作要领】　虚掌节律性拍打体表。

【操作方法】

五指并拢，掌指关节微屈，掌心空虚。

沉肩、垂肘，手腕背伸并放松。

肘关节主动屈伸，带动虚掌节律性拍打体表（图 1-53）。

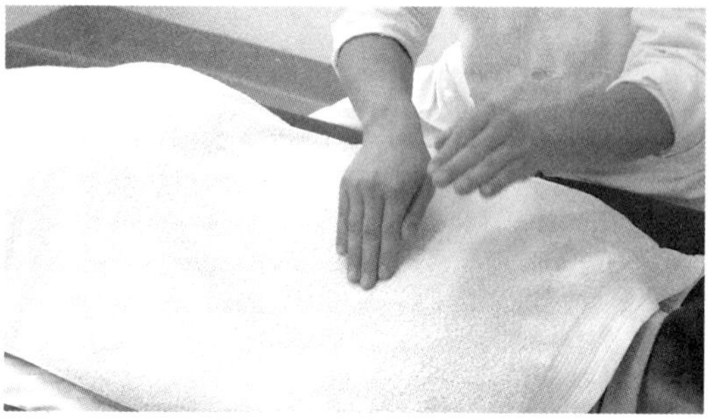

图 1-53 拍法

【注意事项】

（1）虚掌拍打，忌平掌。

（2）垂直用力，一拍即起，忌拖动或拉动。

（3）以被拍处皮肤潮红为度。

【技能训练】

（1）坐位，在自身大腿进行双手拍法练习。

（2）虚掌拍背腰部。

二、击法

【动作要领】 击打体表。

【操作方法】

1. 指击法（图 1-54）

五指自然弯曲，分开呈爪形（或聚拢成梅花形），腕关节放松，以五指指端着力。

前臂主动运动，带动腕部屈伸，用指端节律性击打；也可使用二指击法，即两手环指和小指屈曲，示、中指伸直并拢，以两手的中指尺侧着力。

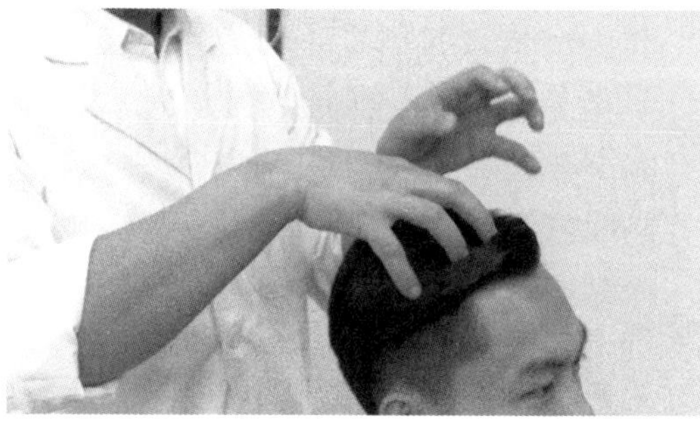

图 1-54 指击法

2. 掌根击法（图 1-55）

腕关节背伸，以掌根着力。

前臂主动施力，带动腕关节屈伸，用掌根击打。

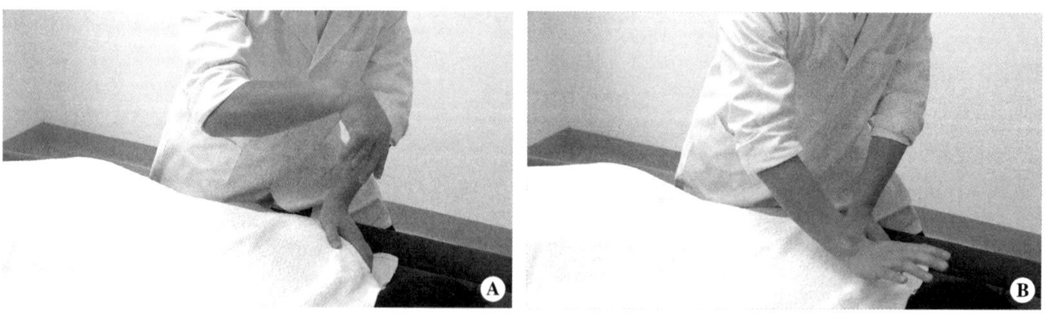

图 1-55 掌根击法

A. 掌腕自然放松、上抬，做击打前准备；B. 掌根击打瞬间动作

3. 掌侧击法（图 1-56）

掌指部伸直，侧掌以小鱼际着力。

前臂主动施力，带动腕关节做尺桡运动，用小鱼际节律性击打。

一般采用双手交替起落叩击。

4. 拳击法（图 1-57）

手握空拳，以拳背（或拳心、下拳眼）着力。

手腕放松，前臂主动施力，击打受术部位。

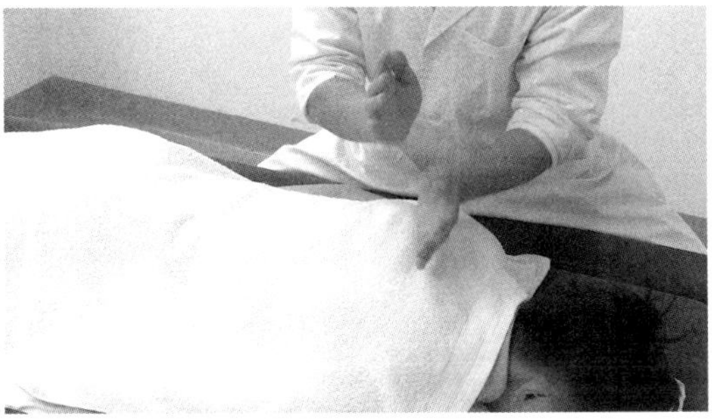

图 1-56　掌侧击法

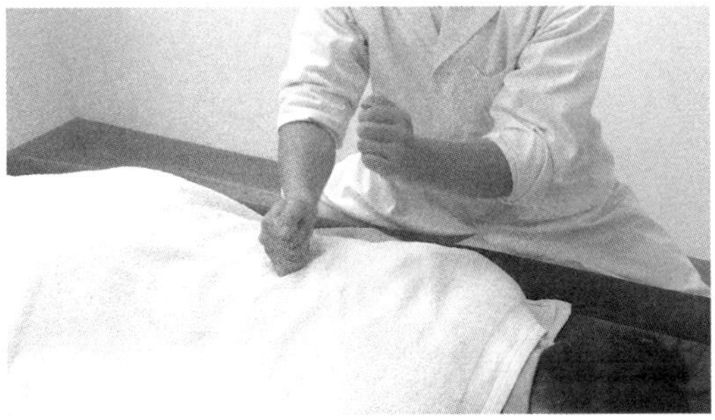

图 1-57　拳击法

5. 棒击法

手握桑枝棒一端。

用棒体平稳而有节律地弹性击打受术部位 3～5 次。

【注意事项】

（1）击打短暂迅速、有反弹感，忌停顿或拖拉。

（2）动作连续有节律，快慢适中。

（3）用力适当，收发自如，忌暴力。颈枕部、肾区操作须谨慎。

（4）风湿性心脏病、脑梗死、高血压患者慎用。

（5）棒击法操作时，棒体一般应与肢体或肌纤维方向平行。

【技能训练】

（1）指击头部。

（2）掌根击大椎、环跳。

（3）拳击背部、大腿。

（4）侧掌击背腰部。

（5）棒击胸背部。

任务六　运动关节类手法

一、摇法

【动作要领】　使关节沿运动轴被动环转运动。

【操作方法】

1. 颈项部摇法（图 1-58）

受术者端坐位，颈项部放松，下颏微内收。

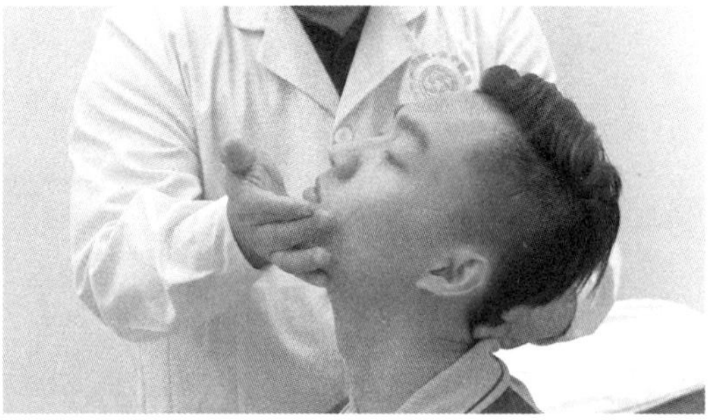

图 1-58 颈项部摇法

术者立于一侧，一手扶受术者头顶后部，另一手托其下颏，双手协同用力（或一手掌其托下颏，另一手扶其后枕，双手稍向上，用一定牵引力拔伸）环转摇动。

2. 肩关节摇法

（1）握手摇肩法（图 1-59）

受术者端坐位，肩部放松。

术者站其侧后方，一手扶住受术者近侧肩上部，另一手握其手部并稍用力牵拉进行小幅度环转摇动。

（2）托肘摇肩法（图 1-60）

受术者端坐位，肩部放松。

术者站于受术者侧方，一手按其肩部，另一手托其肘部，自然屈曲其肘关节。

术者微下蹲，做顺时针或逆时针方向的中等幅度环转摇动。

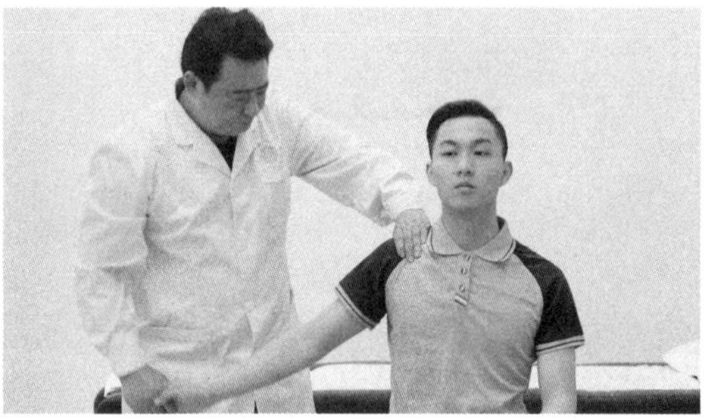

图 1-59 握手摇肩法

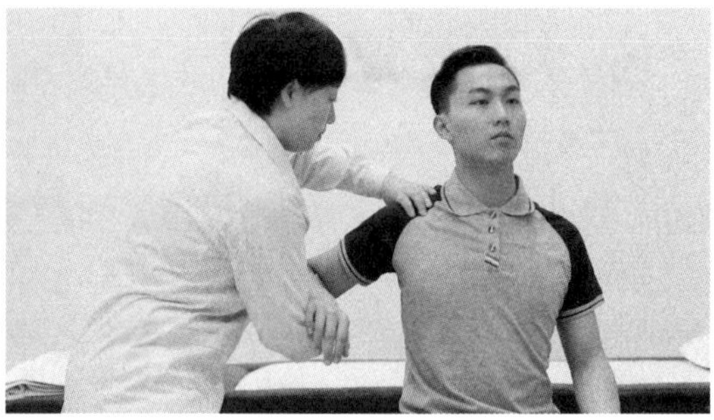

图 1-60 托肘摇肩法

（3）大幅度摇肩法（图 1-61）

受术者端坐位，上肢放松下垂。

术者以丁字步站于受术者侧方，两手相对夹住其腕部。稍牵伸并抬高其上肢，至前外方约 45° 时，再将其向前外上方托起（位于下方的手逐渐翻掌，上举至约 160° 时，虎口向下握其腕部；另一手随上举之势由腕经上肢抹至肩部并扶持固定，后方一足同时跟随上前一步）。

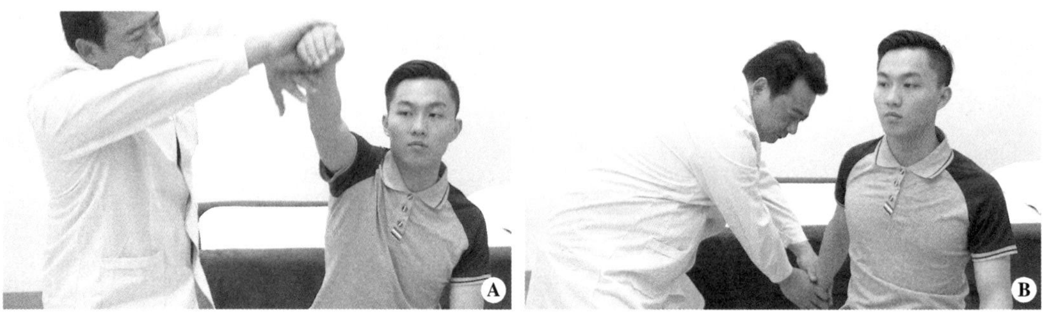

图 1-61 大幅度摇肩法

A. 术者手臂在上位时的手部动作；B. 术者手臂在下位时的手部动作

术者握腕之手摇向受术者的后下方，并稍用力牵拉一下受术者的肩关节，然后术者下按之手滑回腕部（前踏一足同时跟随回位），两手还原再摇转。

3. 肘关节摇法（图 1-62）

受术者端坐位，上肢放松，屈肘约 45°。

术者用一手托握住其肘关节后部，另一手握住其腕部，使肘关节做顺时针或逆时针方向的被动环转运动。

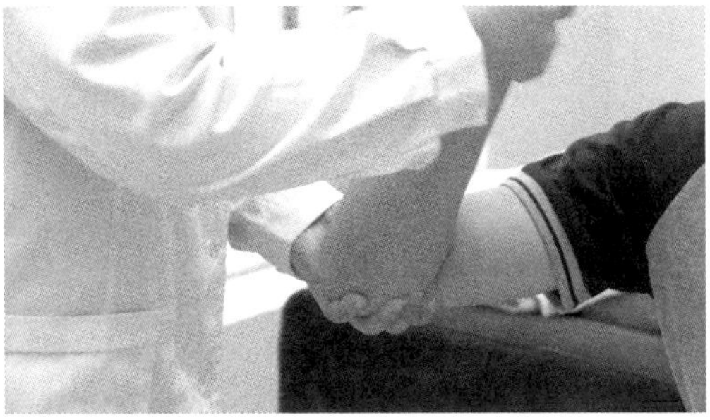

图 1-62　肘关节摇法

4. 腕关节摇法（图 1-63）

受术者五指自然伸直，掌心向下，手臂前伸。

术者一手握住受术者的手掌部，另一手握其腕上部使患腕做顺时针或逆时针方向的环转运动。

5. 腰部摇法

（1）仰卧位摇腰法（图 1-64）

受术者仰卧位，下肢自然并拢，屈髋屈膝。

术者站于受术者侧方，双手分握其两膝（或一手按其双膝，另一手夹持其双踝部）。

术者向前施力，使受术者下肢抬离床面，呈胸膝位，再做顺时针、逆时针方向的环转摇动。

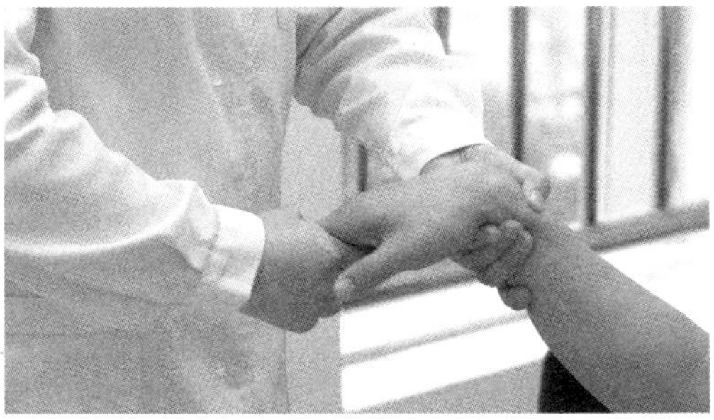

图 1-63　腕关节摇法

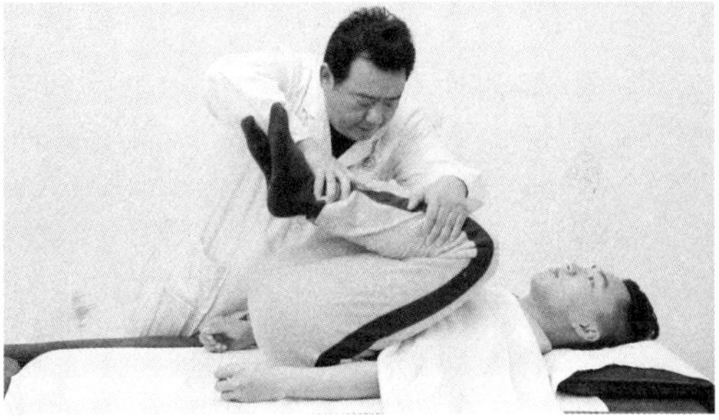

图 1-64　仰卧位摇腰法

（2）俯卧位摇腰法

受术者俯卧位，双下肢自然伸直并拢，腰部放松。

术者站于受术者侧方，一手按其腰部固定，另一手从其大腿下 1/3 穿过，将双下肢托起。

术者用力使受术者下肢及髋关节抬离床面，再做顺、逆时针方向的环转摇动。

6. 髋关节摇法（图 1-65）

受术者仰卧位，一侧下肢自然伸直，施术侧下肢屈髋屈膝。

术者站于受术者施术侧，一手握其踝部，另一手扶按其膝部。

术者身体微前倾，抬离受术者下肢，在髋关节水平位上做髋关节顺时针、逆时针方向的环转摇动。

7. 膝关节摇法

（1）膝关节仰卧位摇法（图 1-66）

受术者仰卧位，一侧下肢自然伸直，施术侧下肢屈髋屈膝。

术者站于受术者施术侧，一手握其踝部，另一手按其膝部固定。

术者抬离受术者下肢，在膝关节水平位上做膝关节顺时针、逆时针方向的环转摇动。

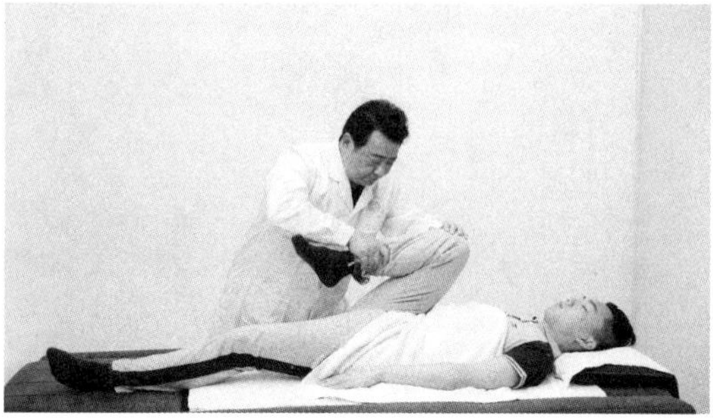

图 1-65 髋关节摇法

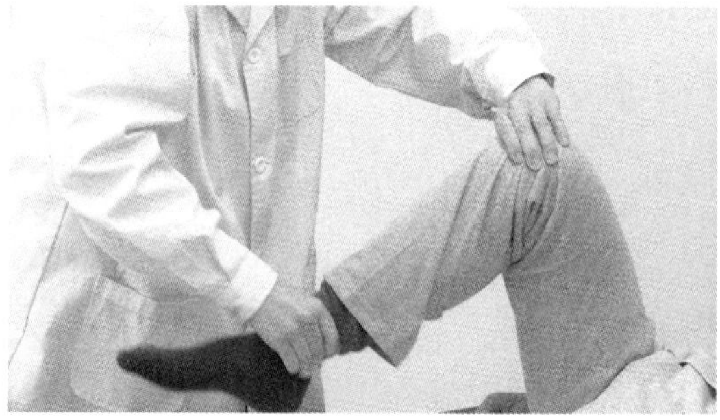

图 1-66 膝关节仰卧位摇法

（2）膝关节俯卧位摇法（图 1-67）

受术者俯卧位，双下肢自然伸直。

术者站于受术者施术侧，一手握其踝部，另一手扶按腘窝稍上方处。

握踝之手抬高受术者小腿，做膝关节顺时针、逆时针方向的环转摇动。

8. 踝关节摇法

（1）踝关节仰卧位摇法（图 1-68）

受术者仰卧位，下肢伸直放松。

术者坐或站于其足端，一手握其踝部，另一手握其足掌。

术者上抬受术者小腿，做踝关节顺时针、逆时针方向的环转摇动。

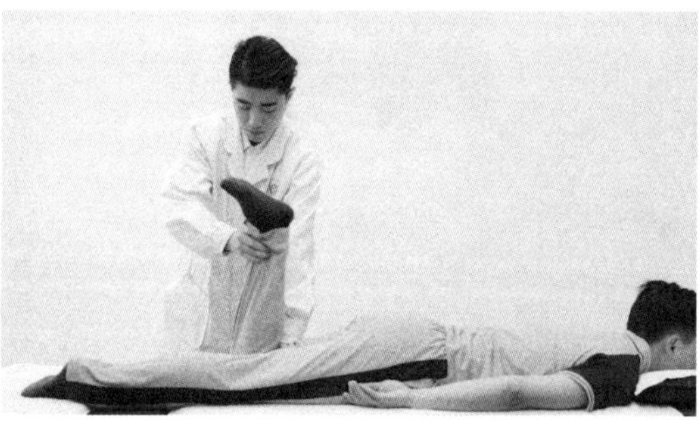

图 1-67 膝关节俯卧位摇法

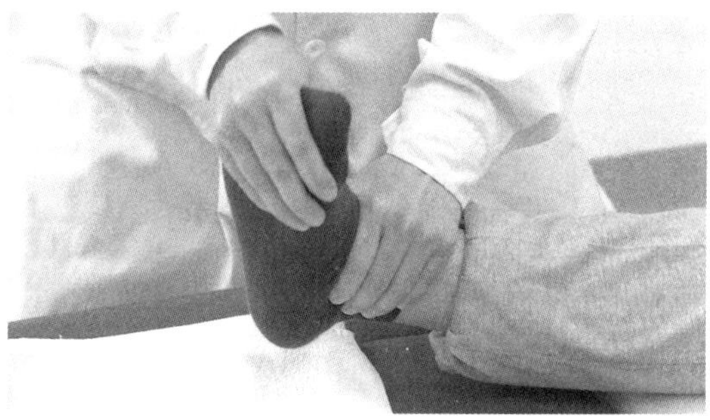

图 1-68 踝关节仰卧位摇法

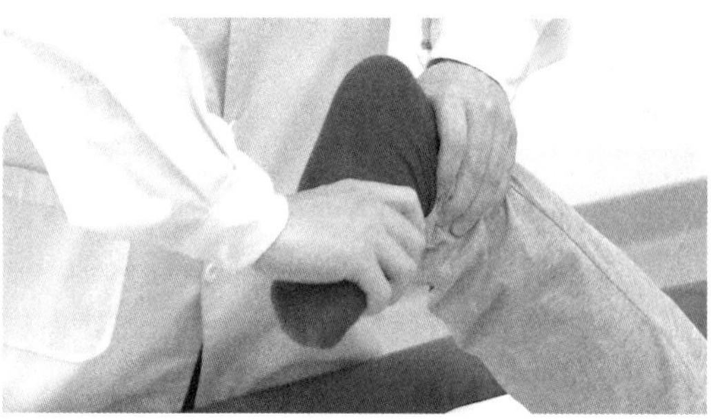

图 1-69 踝关节俯卧位摇法

（2）踝关节俯卧位摇法（图 1-69）

受术者俯卧，下肢放松，施术侧屈膝。

术者站于受术者施术侧，一手握持其踝关节近端，另一手握持其足掌部。

双手协同施力，做踝关节顺时针、逆时针方向的环转摇动。

【注意事项】

（1）被摇关节应充分放松。

（2）颈项部摇法操作时，嘱患者睁眼。

（3）摇转速度开始宜缓慢，幅度宜由小到大，控制在正常生理活动范围或耐受活动范围内。

（4）对于椎动脉型、交感型、脊髓型颈椎病及习惯性关节脱位、外伤、骨折、肿瘤、结核病、晕动病及梅尼埃病等患者，要慎用或禁用。

【技能训练】　两人一组，相互操作，练习人体各个部位的摇法，体会摇法被动环转运动、幅度由小到大、动作协调平稳的动作要领。

二、背法

【动作要领】　弯腰屈膝、伸膝挺臀。

【操作方法】

（1）术者和受术者背靠背站立，术者双足分开与肩同宽，以两肘关节勾套住受术者两肘部。

（2）术者弯腰、屈膝、挺臀，将受术者反背起，使其双足离地，短暂维持一会儿，以受术者重力牵引其腰椎；术者腰臀部用力做小幅度的左右摆动或上下抖动，以使受术者腰部放松（图1-70）。

（3）待受术者腰部放松后，做快速的伸膝挺臀动作，同时以臀部着力轻度颤动或摇动受术者腰部。

【注意事项】

（1）操作时要根据受术者的体质、病情、耐受力调整操作的时间，挺臀的力量、速度，避免暴力。

（2）操作完毕后，将受术者缓慢放下时，要注意保护好受术者，避免因体位改变而失衡跌倒。

（3）术者若身高明显低于受术者，可站在踏板上操作。

【技能训练】　两人一组，相互练习背法。

三、扳法

【动作要领】　稳、准、巧、快。

【操作方法】

1. 颈部扳法

（1）寰枢关节扳法（图1-71）

受术者坐位，头颈微前屈，颈项放松。

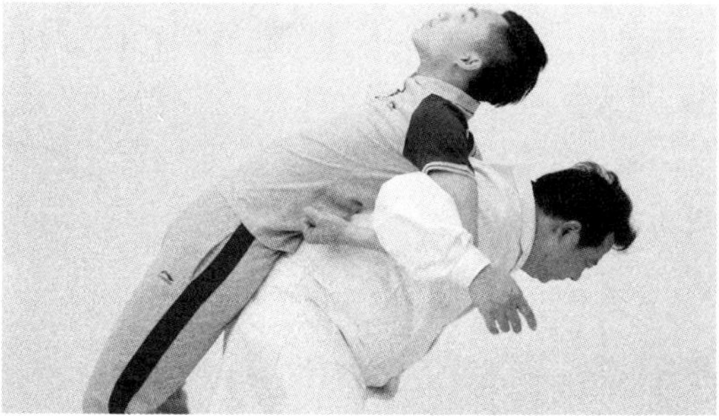

图1-70　背法

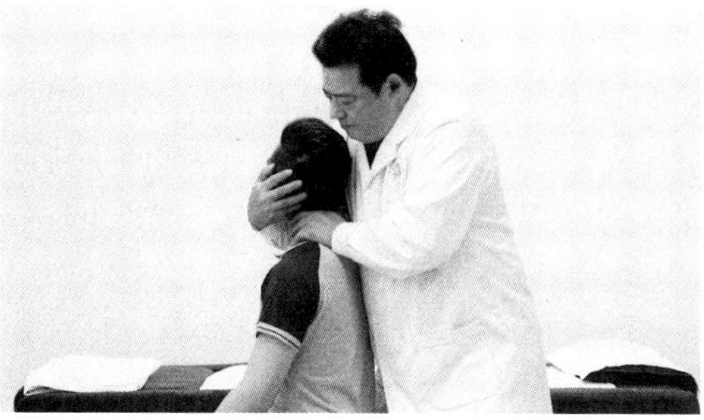

图1-71　寰枢关节扳法

术者立于其侧后方，用一手拇指抵住其第二颈椎棘突旁，另一手以肘弯托住其下颏部，前臂及手固定其头部。

肘臂部协调用力，将其颈椎均匀地向上拔伸，在维持牵引的基础上使颈椎旋转，到有阻力时略为停顿一下，随即用巧力寸劲做快速扳动。顶住棘突的拇指亦同时做相反方向的推动，此时颈椎常可发出“咔嗒”的弹响声，同时拇指下亦有棘突弹跳感。

（2）颈椎斜扳法（图 1-72）

受术者坐位，术者先手法放松其颈项。

术者站于其侧后方，一手托其下颏，另一手扶其枕后部。两手协同使其头部向一侧缓慢旋转至弹性限制位。稍做停顿，做瞬间、小幅度（5° ～10° ）、可控的旋转扳动，常可听到“喀”的弹响声。

（3）颈椎卧位牵引斜扳法（图 1-73）

受术者仰卧位，术者站或坐于其头侧。

术者一手托起受术者头枕部，另一手托其下颏部，双手协力，对颈部进行牵拉，再使受术者头部缓慢旋向一侧，至弹性限制位后，稍做停顿，再做一个可控、小幅度、快速的扳动，常可听到“喀”的响声。

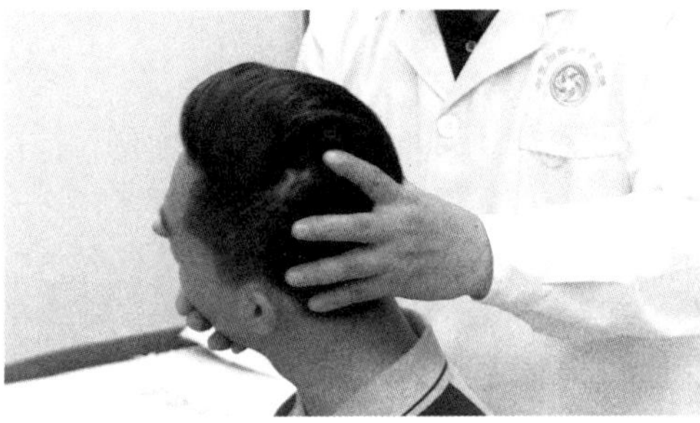

图 1-72 颈椎斜扳法

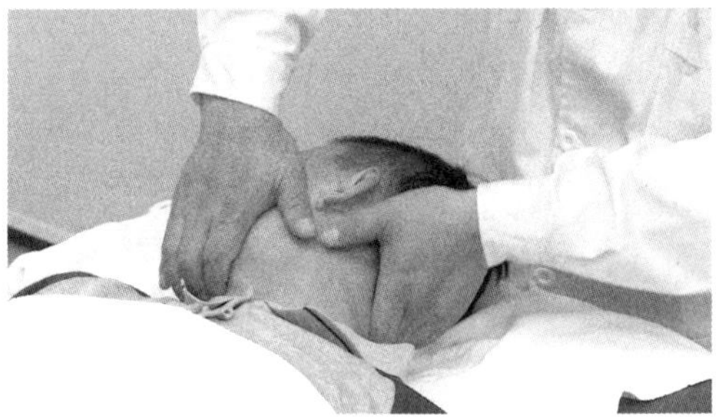

图 1-73 颈椎卧位牵引斜扳法

（4）颈椎坐位侧屈扳法（图 1-74）

受术者端坐位，术者站于受术者后方，先手法放松其颈项。

先让受术者头部偏向健侧并稍向前屈。术者一手手掌固定其头部，另一手拇指压在其颈椎凸侧的横突处，两手协同发力，让颈部椎体相对受力，扳至最大限度时，短而快地用力扳动，常会听到复位声音。

（5）颈椎旋转定位扳法（以棘突右偏为例）（图 1-75）

受术者坐位，先手法放松其颈项。

术者站于其侧后方，一手拇指在棘突右侧由右向左推顶；另一手臂屈曲肘部托住下颏，手掌置于对侧颞部。受术者屈颈至术者拇指下感到棘突活动，关节间隙张开，再使其向右侧屈至弹性限制位。稍做停顿，随即两手协同用力，做一个瞬间、小幅度、可控的突发性扳动，常可听到“喀”的弹响声，拇指下亦有棘突回位的跳动感。

2. 胸背部扳法

（1）扩胸牵引扳法（图 1-76）

受术者坐位，两手十指交叉扣住并抱于枕后部。

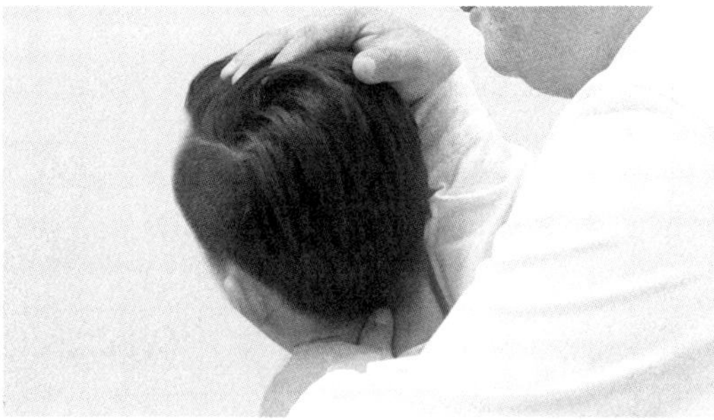

图 1-74　颈椎坐位侧屈扳法

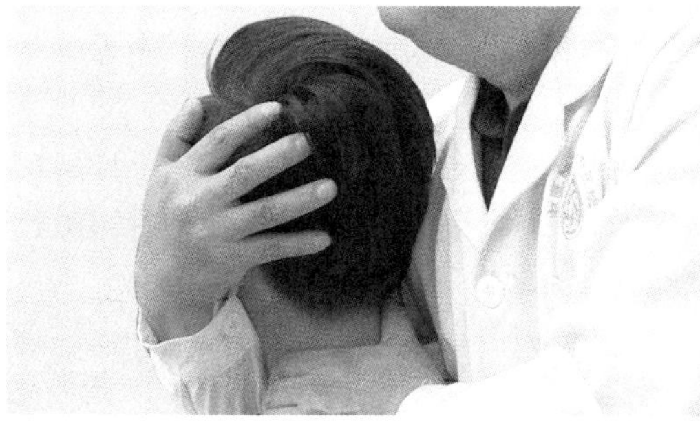

图 1-75　颈椎旋转定位扳法

术者站其后方，用一侧膝关节抵其背部（可隔一软垫），两手分别握其两肘部。

待受术者身体后仰至最大限度，于呼气末时两手向后发力，同时膝盖前顶，做寸劲扳动，常可听到“喀”的弹响声。

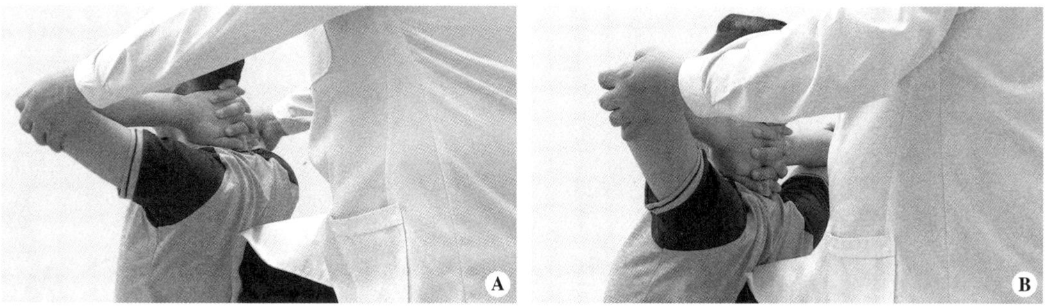

图 1-76　扩胸牵引扳法

A. 术者一侧膝关节抵其背部，做扳动前的准备；B. 术者两手向后发力，膝盖前顶，做寸劲扳动

（2）胸椎对抗复位扳法

受术者坐位，两手十指交叉扣住并抱于枕后部。

术者站其后方，两手臂自其两腋下伸入，并向后握住其两前臂下端，再用一侧膝部抵住其病变胸椎处（可隔一软垫）。

术者微前俯，先左右摇转放松其胸椎，再两手下压，两臂用力向后上方牵拉，同时膝盖顶抵住病变棘突下缘，形成对抗牵引（图 1-77）。

两手、两臂与膝部协同用力，做快速、可控的突发性扳动，常可听到“喀喀”的弹响声。

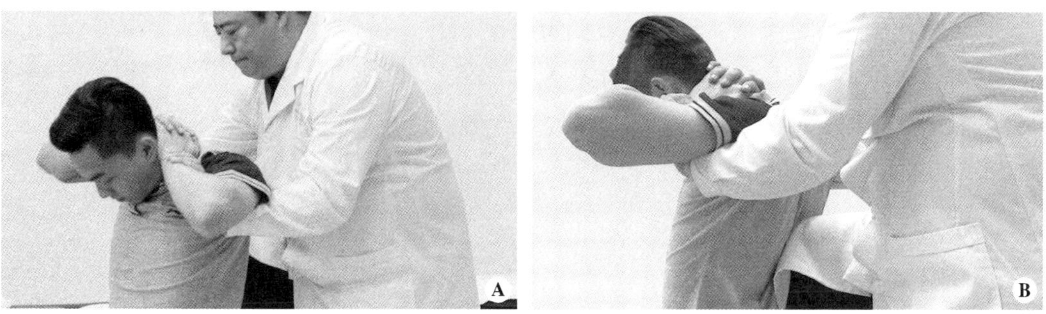

图 1-77　胸椎对抗复位扳法

A. 扳动前的准备动作；B. 术者两臂用力向后上方牵拉，同时膝盖顶抵住病变棘突下缘，做快速、可控的突发性扳动

（3）扳肩式胸椎扳法（图 1-78）

受术者俯卧位，全身放松。

术者立于其健侧，用一手穿过对侧腋窝兜托住其肩前部，另一手用掌根按压在患侧胸椎棘突旁，兜托住肩前部的一手将其肩前部拉向后上方，同时按压其患椎的一手将患椎向健侧推动。

当有阻力时略为停顿一下，随即用巧力寸劲做快速、可控制的扳动，此时胸椎常可发出“喀喀”的弹响声。

（4）仰卧位压肘胸椎整复法（图 1-79）

受术者仰卧位，两臂交叉置于胸前，两手分别抱住对侧肩部，全身放松。

术者一手握拳，拳心向上，将拳垫在其背脊柱的患侧胸椎处，另一手按压在其交叠的双肘部。

压肘的一手顺势下压，待受术者呼气将尽时，用巧力寸劲做快速、可控地向下按压动作，此时胸椎常可发出“喀喀”的弹响声。

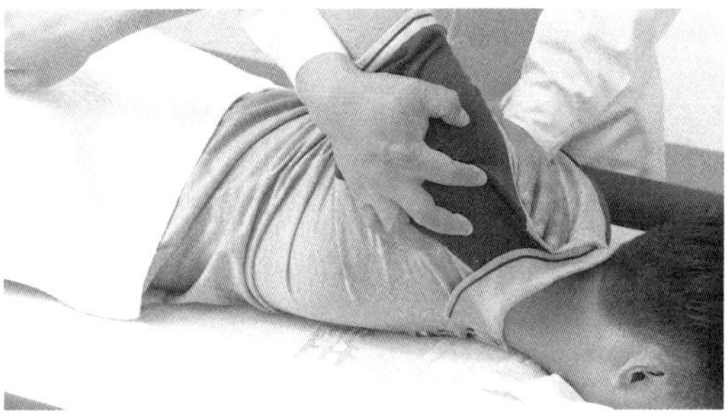

图 1-78 扳肩式胸椎扳法

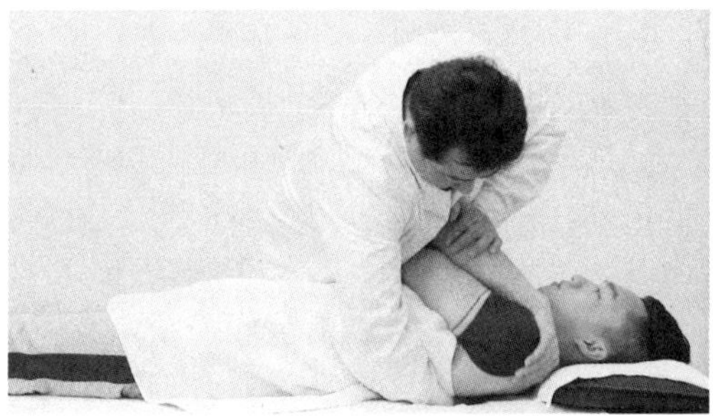

图 1-79 仰卧位压肘胸椎整复法

3. 腰部扳法

（1）腰椎斜扳法（图 1-80）

受术者侧卧，健侧下肢在下，自然伸直，患侧下肢在上，屈髋屈膝。

术者站于其腹侧，以前臂上段或手掌抵住其肩前部向后下方推压，另一前臂上段或手掌按其臀部外上方向前下方按压。

双手协同用力，推肩压臀，使腰部旋转至弹性限制位。

做快速、可控的突发性旋转扳动，常可听到“喀”的弹响声。

（2）腰椎旋转复位扳法（以棘突右偏为例）（图 1-81）

受术者坐位，双手自然下垂（或右手置于颈后），助手双下肢夹住其左侧膝部，双手按其膝部固定其下肢。

术者位于受术者右后方，左手拇指抵住右偏的棘突右侧，右手从其右腋下穿过并按于其项部。

右手下压，并令受术者配合腰部前屈，待左拇指感觉棘突间隙张开，再右手发力使其腰部右旋至弹性限制位。

左拇指用力抵向对侧，两手协同用力，做一个快速、可控的突发性旋转扳动，常可听到“喀”的弹响声。

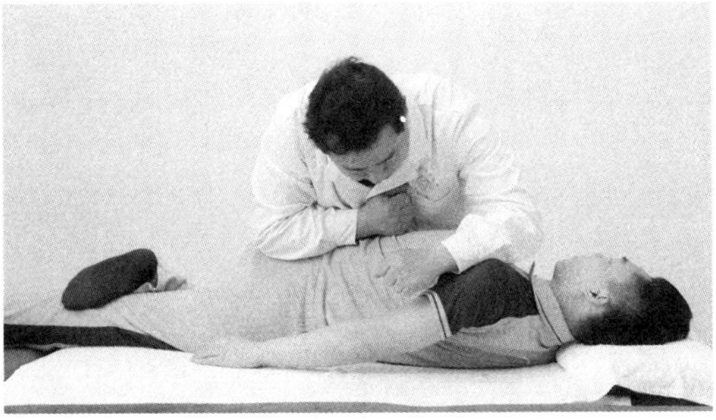

图 1-80 腰椎斜扳法

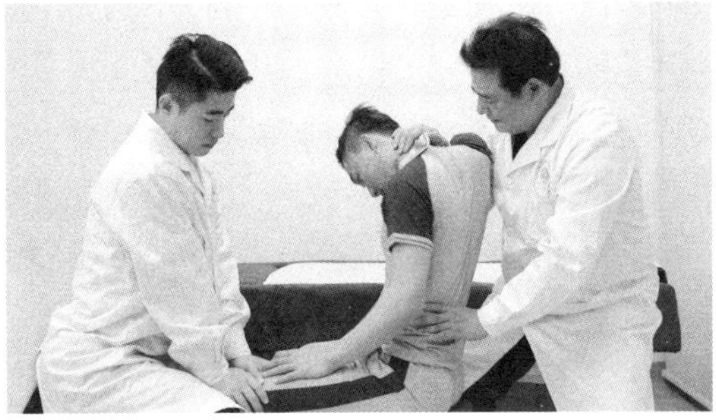

图 1-81 腰椎旋转复位扳法

（3）直腰旋转扳法（以右旋扳动为例）（图 1-82）

受术者坐位，两下肢分开，与肩同宽，腰部放松。

术者站于其左前方，两下肢夹住其左下肢以固定，左手抵推其左肩后部，右手从其右腋下穿过并勾住其右肩前部（或受术者两手十指交叉相扣抱于枕后，术者两手托握其两肘）。

两手协同用力，左推右拉，扭转腰部数次。

至阻力位稍停，再以巧力寸劲做一个快速、可控的突发性旋转扳动，常可听闻“喀”的弹响声。

（4）腰部后伸扳法（图 1-83）

受术者俯卧位，两下肢并拢。

术者一手按压于其腰部，另一手臂托抱其一侧下肢或两下肢膝上方，缓缓上抬，使其腰部后伸至最大限度时两手协调用力，瞬间发力，做一个增大幅度的按腰与上抬下肢的腰部后伸扳动。

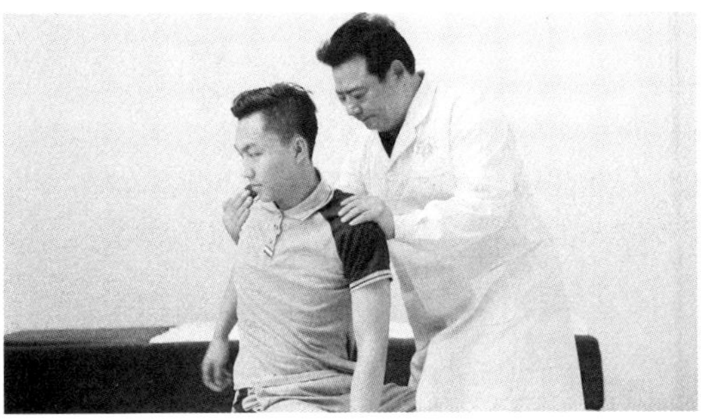

图 1-82 直腰旋转扳法

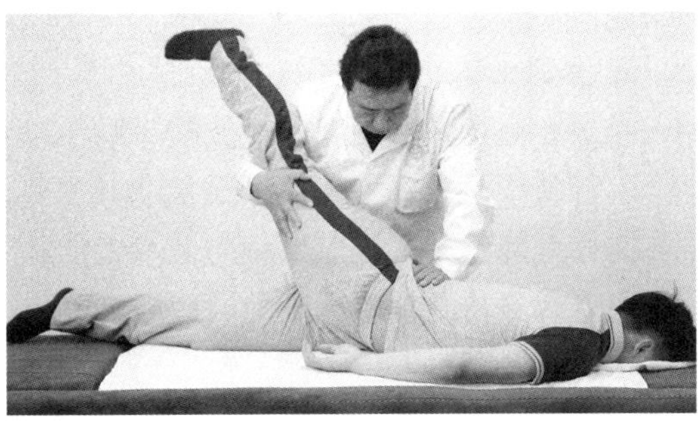

图 1-83 腰部后伸扳法

4. *肩关节扳法*

（1）肩关节前屈扳法（图 1-84）

受术者坐位，放松肩部。

术者一手托握患肢的肘部，缓缓前屈上提，另一手压同侧肩，辅助用力。慢慢上抬患臂，前屈至阻力位时，做一个稍增大幅度的快速扳动。

（2）肩关节外展扳法（图 1-85）

受术者坐位，放松肩部。

术者半蹲于受术者患肩外侧，两手扣住患肩，令其外展，将其患臂放在自身肩上。

术者缓慢起身立起，至其患肩外展至阻力位时，做一个稍增大幅度的快速扳动。

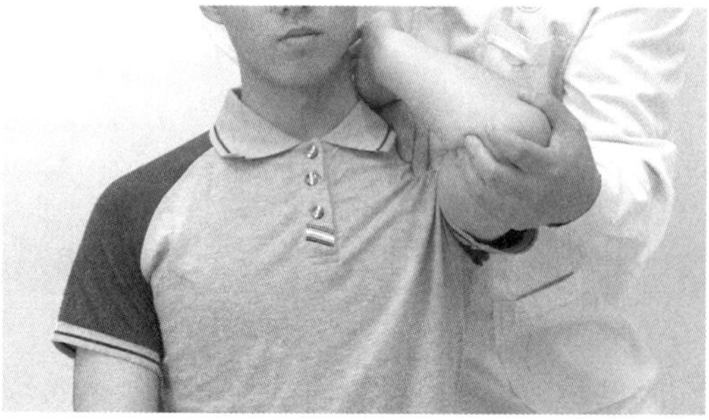

图 1-84 肩关节前屈扳法

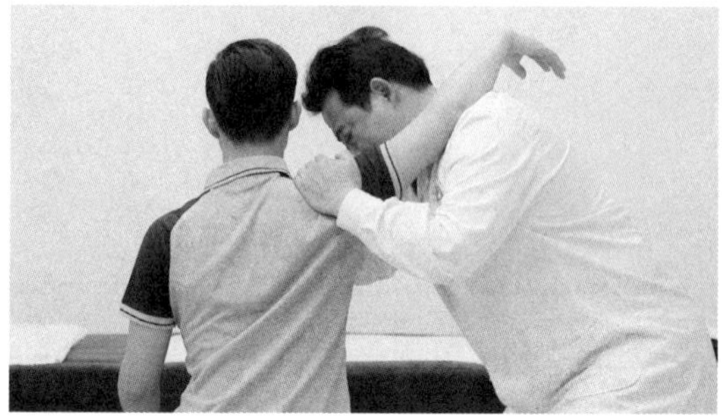

图 1-85 肩关节外展扳法

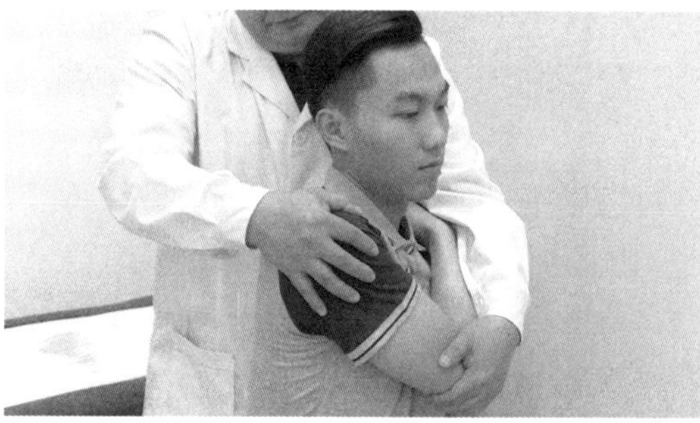

图 1-86 肩关节内收扳法

（3）肩关节内收扳法（图 1-86）

受术者坐位，患侧上肢于胸前屈肘，手搭放于对侧肩部。

术者站于其后侧，一手按其患肩固定，另一手托其肘部并向对侧托拉，至阻力位时，做一个稍增大幅度的快速扳动。

（4）肩关节旋内扳法（图 1-87）

受术者坐位，患侧上肢置于同侧腰后侧。

术者站于其患侧后方，一手按其患肩固定，另一手握其患侧腕部并向对侧上方拉伸，至患肩旋内至阻力位时，做一个稍增大幅度的快速扳动。

5. 直腿抬高扳法（图 1-88）

受术者仰卧，双下肢伸直放松，助手以双手固定其健侧膝关节于伸直位。

术者站于受术者患侧，缓缓抬起其患侧下肢，将其小腿置于自身肩上，两手固定其膝关节前方上部，保证扛扳过程中受术者的膝关节不屈曲。

术者肩部与两手协同用力，慢慢扛起患肢，使其在保持膝关节伸直位状态下屈髋。

抬高患肢至阻力位稍停，再以巧力寸劲做一个稍增大幅度的快速扳动。

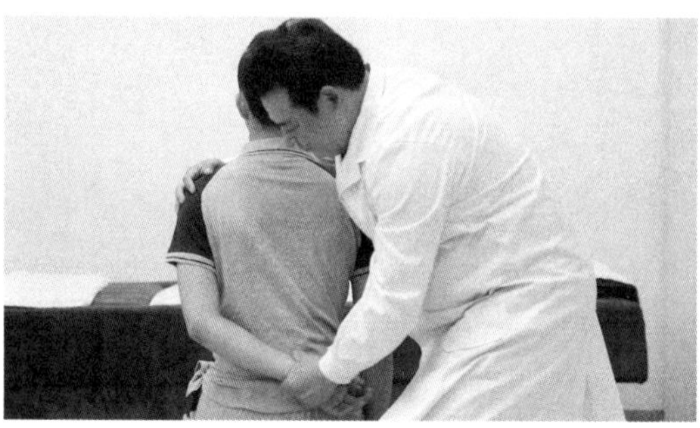

图 1-87 肩关节旋内扳法

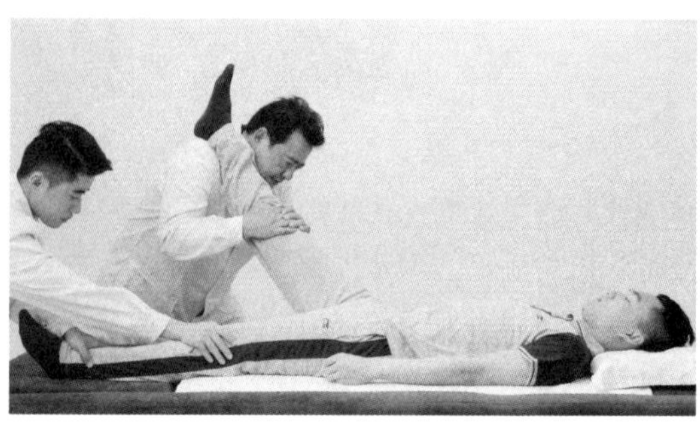

图 1-88 直腿抬高扳法

【注意事项】

（1）扳法三步骤：放松→运转至阻力位→巧力扳动。被扳动关节须先放松再扳动，扳动后再次放松。

（2）不可逾越关节运动的生理范围，忌暴力扳动，遵循稳、准、巧、快的动作要领。

（3）不刻意追求弹响声，不可反复扳动。

（4）疑脊柱外伤、骨关节结核、骨肿瘤、严重骨质疏松及有脊髓炎症状体征者禁用扳法。

【技能训练】　两人一组，在教师指导下相互操作，练习人体各个关节的扳法，体会扳法稳、准、巧、快的动作要领。

知识链接

整脊疗法是以脊椎解剖学、生物力学为基础，以复位手法为主要治疗方法，对脊柱位置、结构异常进行整复调理，防治脊柱相关疾病的一门学科。该疗法常通过巧力，矫正不正常的脊椎位移，调整脊椎不合理的变形，改变脊柱的生物力学结构，解除可能存在的对脊神经或血管的干扰或刺激，逐渐减轻和消除致病因素的影响，从而达到治疗和预防的目的。

四、拔伸法

【动作要领】　纵轴方向，缓力牵拉拔伸。

【操作方法】

1. 颈椎拔伸法

（1）颈椎掌托拔伸法（图 1-89）

受术者坐位。

术者站于其侧面，一手掌心向上托住其下颏部，另一手用手掌或虎口托住其枕部。

双手协同用力，逐渐运劲向上拔伸颈椎，持续片刻再逐渐收力放松。

（2）颈椎肘托拔伸法（图 1-90）

受术者坐位。

术者站于其后，一手虎口扶住受术者后枕部，另一侧肘窝托其下颏。

两侧手与肘协同往上用力，进行垂直位缓力拔伸，持续片刻，再逐渐收力放松。

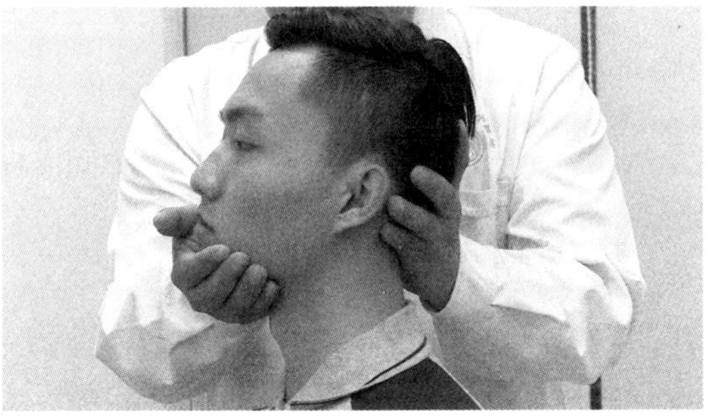

图 1-89　颈椎掌托拔伸法

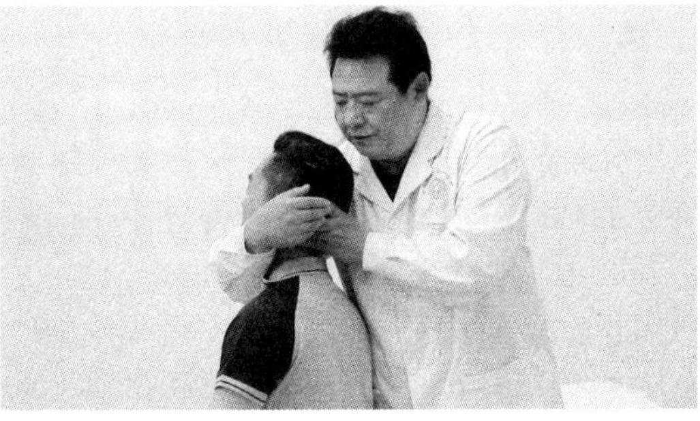

图 1-90　颈椎肘托拔伸法

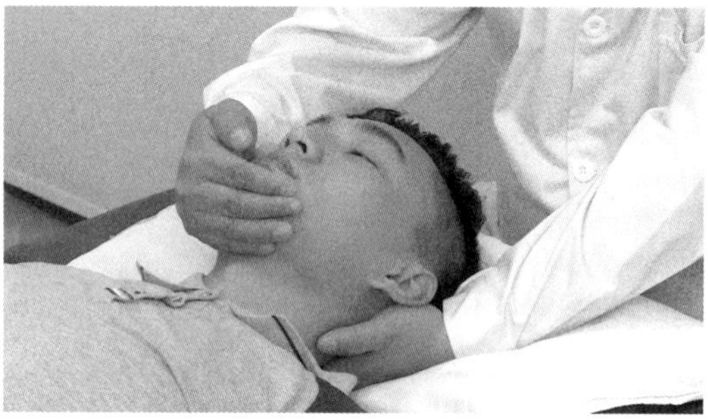

图 1-91 颈椎仰卧位拔伸法

（3）颈椎仰卧位拔伸法（图 1-91）

受术者仰卧。

术者坐其头端，一手扶其下颏，一手托其后枕。两手同时施力，往头侧进行水平位缓力拔伸，持续片刻，再逐渐收力放松。

2. 肩关节拔伸法

（1）上举拔伸法（图 1-92）

受术者坐位，两臂自然下垂。

术者站其患肩后方，双手握其腕或前臂。两手协同施力，往上方进行缓力拔伸。

（2）对抗拔伸法（图 1-93）

受术者坐位。

术者站其患肩外侧，双手握其腕和前臂（或肘部）。

两手协同施力，于外展位进行缓力拔伸，同时嘱受术者身体往另一侧倾斜（也可让助手从对侧抱住受术者患侧腋下，固定其上半身）。

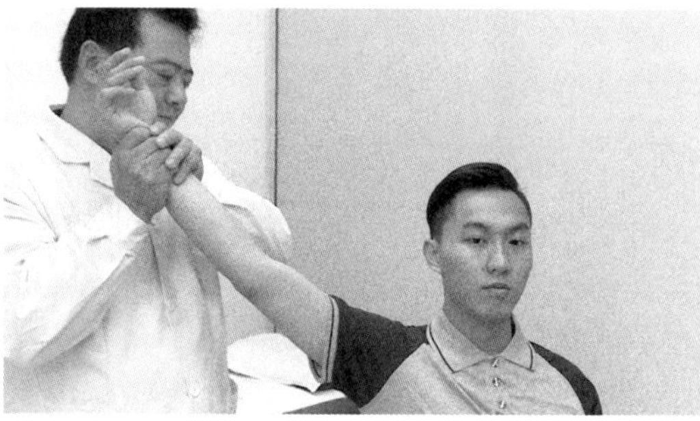

图 1-92 肩关节上举拔伸法

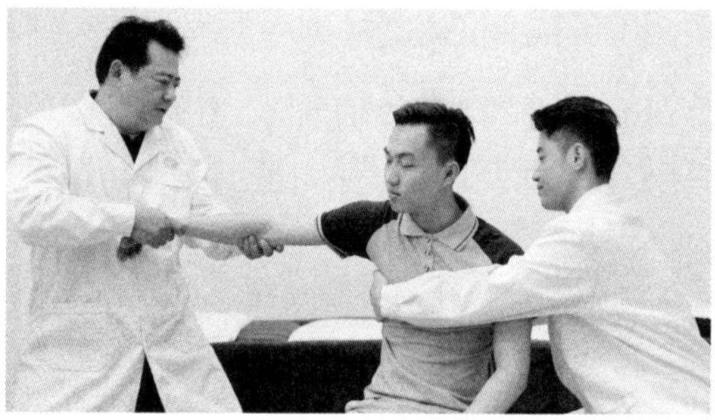

图 1-93 肩关节对抗拔伸法

3. 腰椎拔伸法（图 1-94）

受术者俯卧，双手抓床头（或让助手固定其两腋部）。

术者站于其足端，双手分别握其两踝部，使其小腿部抬离床面约 20°。术者身体后仰，借助两足蹬力，持续拔伸其腰部。

4. 腕关节拔伸法（图 1-95）

受术者坐位。

术者面向受术者而立，一手握住受术者前臂下端，另一手握住其手掌部，两手同时向相反方向水平用力，缓慢地进行拔伸。

5. 指间关节拔伸法（图 1-96）

受术者坐位。

术者一手握住受术者患侧手腕关节，另一手捏住患指末节掌背面，两手同时向相反方向用力，缓慢地拔伸其指间关节。

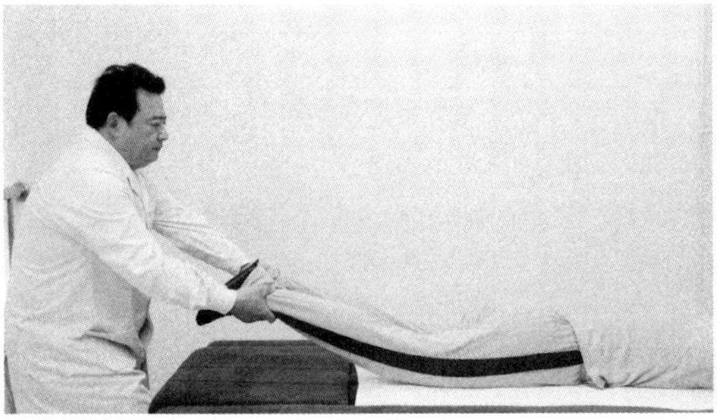

图 1-94　腰椎拔伸法

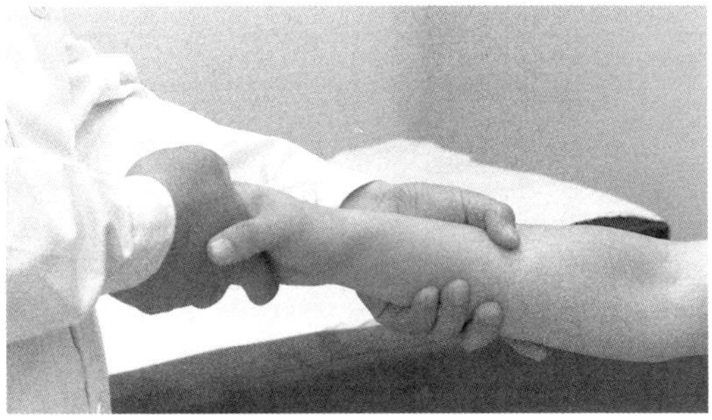

图 1-95　腕关节拔伸法

6. 踝关节拔伸法（图 1-97）

受术者仰卧位。

术者一手握住其患足掌前部，一手托握住其足后跟，两手协同用力，将其患踝向肢体远端拔伸，助手可握住受术者的患肢小腿下段与术者做对抗牵拉。在拔伸过程中，可配合踝关节的屈伸活动。

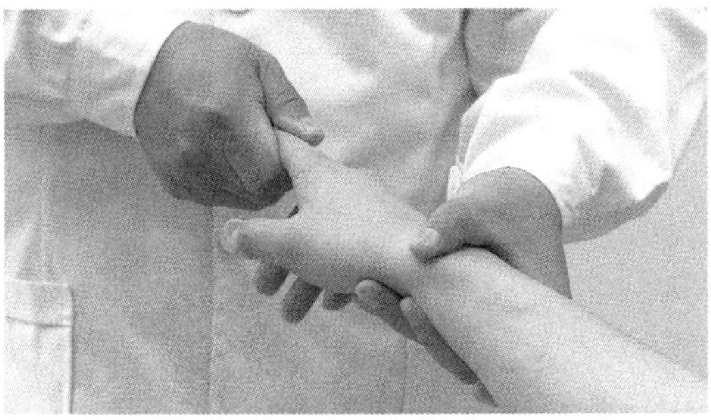

图 1-96　指间关节拔伸法

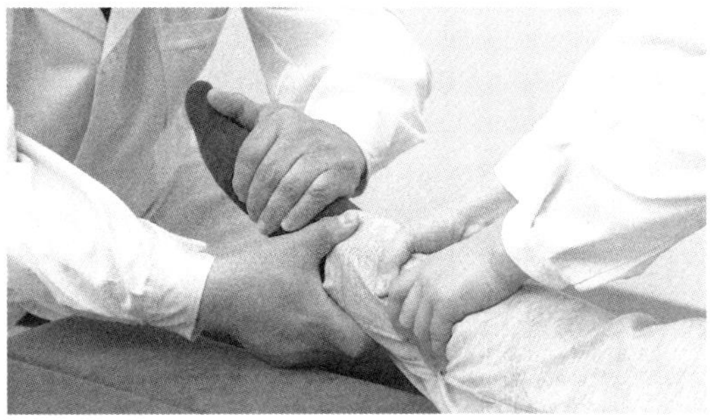

图 1-97　踝关节拔伸法

【注意事项】

（1）动作平稳，用力均匀、持续，收力宜缓，不可突然暴力拔伸。

（2）拔伸的力量和时间视受术者关节生理活动范围和耐受程度而定。

（3）术者不可在关节严重疼痛及肌肉痉挛较重的情况下拔伸。

【技能训练】　两人一组，相互操作，练习人体各部位的拔伸法，体会拔伸法稳而持续的动作要领。

任务七　技 能 考 核

手法名称	分值	评分项	评分细则	得分
一指禅指峰推法	5	叙述操作方法	以拇指指端着力，其余四指关节自然屈曲	
	5	动作演示符合动作要领	沉肩，垂肘，悬腕，指实，掌虚，紧推慢移	
	3	动作运动轨迹	前臂的主动摆动带动腕关节摆动，拇指指间关节伸直与屈曲交替动作，频率 120～160 次/分	
	2	作用力施展情况	压力、幅度、速率均匀无停顿，动作灵活	

续表

手法名称	分值	评分项	评分细则	得分
掌指关节揼法	5	叙述操作方法	以手四指呈握空拳状，以第五掌指关节背侧为吸定点，以示指、中指、环指及小指的掌指关节背侧皮肤为揼动着力部位	
	5	动作演示符合动作要领	沉肩，吸定，摆臂紧揼慢移	
	3	动作连贯	前臂主动屈伸旋转带动腕关节和手掌被动旋转的联动动作，在施术部位做直线往返揼动，频率120～160次/分	
	2	作用力施展情况	压力、幅度、速率均匀而不滞涩，动作灵活	
掌根揉法	3	叙述操作方法	五指并拢微屈，以掌根着力吸定	
	3	动作演示符合动作要领	吸定，着力部位着实，肉动皮不动	
	2	动作连贯	保持一定按压力，以前臂的主动摆动带动着力部位做环旋运动	
	2	作用力施展情况	压力、幅度、速率均匀而不滞涩，动作灵活	
掌摩法	3	叙述操作方法	以掌面或掌根为着力部位，其余非着力部位自然伸直	
	3	动作演示符合动作要领	不吸定，环旋摩动，不带动皮下组织，皮动肉不动	
	2	动作运动轨迹	略带压力，在施术部位做环转摩动	
	2	作用力施展情况	压力、幅度、速率均匀而不滞涩，动作灵活	
掌擦法	3	叙述操作方法	以掌面为着力部位，其余非着力部位自然伸直	
	3	动作演示符合动作要领	不吸定，紧贴体表，皮动肉不动	
	2	动作运动轨迹	略带压力，在施术部位做直线往返快速摩擦运动	
	2	作用力施展情况	压力、幅度、速率均匀，动作灵活，以皮肤潮红为度	
拇指推法	3	叙述操作方法	拇指罗纹面着力单方向直线推动	
	3	动作演示符合动作要领	沉肩，垂肘，不吸定，皮动肉也动	
	2	动作运动轨迹	保持一定压力，做单方向直线推动	
	2	作用力施展情况	压力、幅度、速率均匀，动作灵活	
掌按法	3	叙述操作方法	以掌根或全掌为着力部位	
	3	动作演示符合动作要领	沉肩、吸定、按而留之、缓慢且配合受术者呼吸	
	2	动作运动轨迹	吸定且垂直发力，配合受术者呼吸，缓慢地向下按压	
	2	作用力施展情况	压力逐渐增加，幅度、速率均匀而不滞涩，动作灵活	
腰椎斜扳法	5	叙述操作方法	受术者侧卧位，术者双手固定脊柱使腰段扭转，做小幅度、快速、寸劲扳动	
	5	动作演示符合动作要领	稳、准、巧、快	
	5	动作运动轨迹	受术者腰部先放松，术者使腰部旋转至弹性限制位，保持该位置不变，再巧力旋转扳动，扳动后再次放松	
	5	作用力施展情况	做快速、可控的突发性旋转扳动，常可听到“喀”的弹响声	
总分				

模块二　复合类手法及其他手法训练

素质目标：

1. 能有多个手法融合操作的创新意识和精益求精的工匠精神。
2. 能够进行有效地沟通，有分析和解决问题的能力。

知识目标：

1. 熟悉复合类手法的动作要领、操作方法和注意事项。
2. 了解其他手法的动作要领、操作方法和注意事项。

技能目标：

1. 能够在沙袋或受术者身上进行复合类手法和其他手法的操作，手法完整、连贯、熟练。
2. 能够在手法操作中进行体位、手型调整，具有良好的医患沟通技巧。

任务一　复合类手法

一、按揉法

【动作要领】　垂直按压，水平回旋揉动。

【操作方法】

1. 掌按揉法（图 2-1）

术者身体微前倾，以肩关节为支点，肘关节微屈，以全掌着力（一般叠掌操作）向下按压。得气后，稳力持续回旋揉动。

2. 掌根按揉法（图 2-2）

术者身体微前倾，肘关节微屈，以掌根着力，余同掌按揉法。

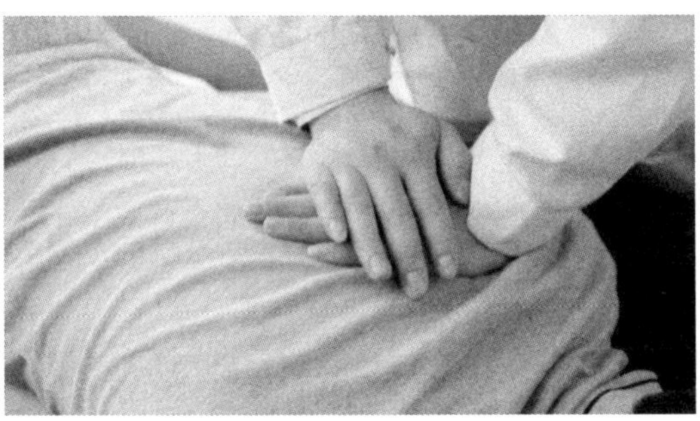

图 2-1　掌按揉法

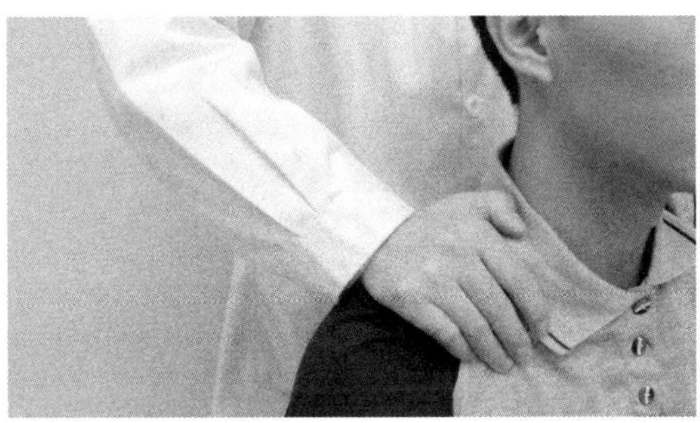

图 2-2　掌根按揉法

3. 肘按揉法（图 2-3）

术者上身微屈，肘关节屈曲，手腕放松，五指自然展开，以前臂近肘部着力，余同掌按揉法。

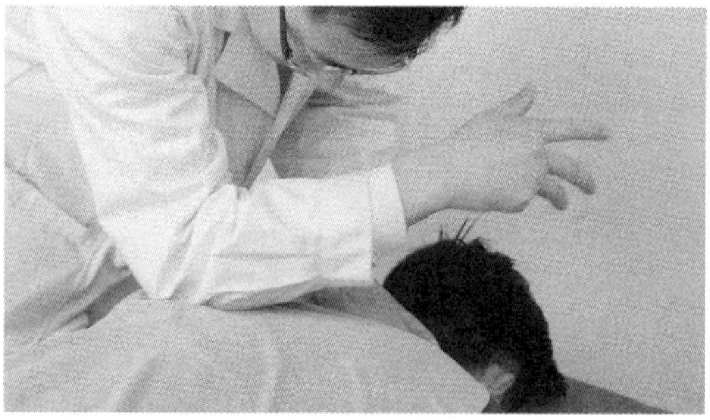

图 2-3 肘按揉法

【注意事项】

（1）注意按法与揉法的结合，即在得气感的基础上重视节律，体现揉法之柔和。

（2）应沉稳操作，刺激量不宜过重，频率不宜过快。

【技能训练】

（1）掌按揉背腰部。

（2）掌根按揉肩胛区。

（3）肘按揉环跳。

二、掐揉法

【动作要领】 拇指指甲着力，垂直掐按，水平回旋揉动。

【操作方法】

术者以单手拇指指甲着力掐按（图 2-4）。

得气后，稳力持续揉动。

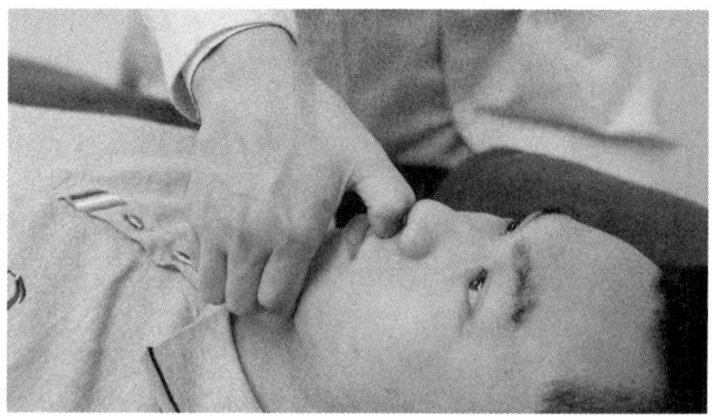

图 2-4 掐揉法

【注意事项】

（1）注意掐法与揉法的结合，即在得气感的基础上重视节律，体现揉法之柔和。

（2）本法刺激性较强，掐揉过程中，适当停顿，以稍痛而又柔缓为佳。

【技能训练】 掐揉水沟、少商、百会等腧穴。

三、拿揉法

【动作要领】 吸定，带动皮下组织，拿而揉之，揉而拿之。

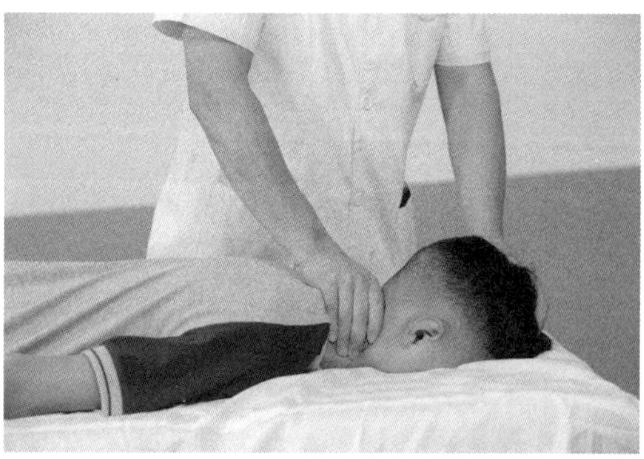

图 2-5 拿揉法

【操作方法】

术者以拇指与示、中二指或拇指与其余四指指掌面着力。

相对用力捏住受术部位肌肤并提起，再放下揉之，进行拿而揉或揉而拿的节律性复合动作（图 2-5）。

【注意事项】

（1）不可指端着力，更不可指甲内扣。

（2）拿提时腕蓄力，揉时腕宜放松，以拿为主，揉为辅。

（3）带动皮下组织，避免与皮肤摩擦。

【技能训练】

（1）单手拿揉风池、项部。

（2）双手拿揉上肢部、下肢后侧。

四、搓揉法

【动作要领】　夹住肢体，边搓边揉。

【操作方法】

术者以双手掌面，或单手拇指罗纹面与示指、中指罗纹面着力。

相对用力，夹持操作部位，进行搓而揉之、揉而搓之的节律性复合手法（图 2-6）。

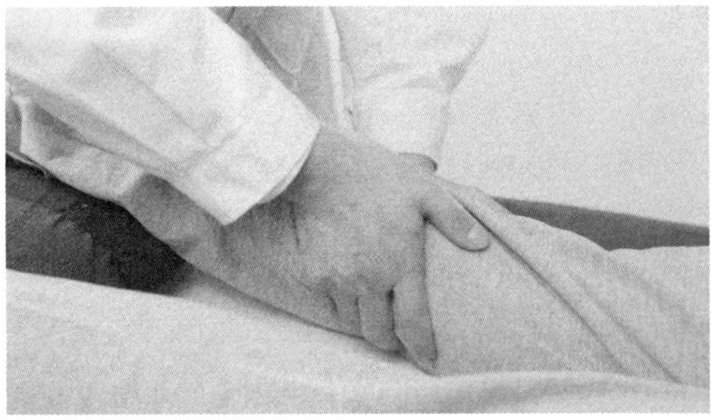

图 2-6　搓揉法

【注意事项】

（1）施力适当而均匀，避免手法呆滞。

（2）带动皮下组织，避免与皮肤摩擦。

【技能训练】

（1）搓揉上肢。

（2）搓揉手指。

（3）搓揉胸胁部。

五、弹拨法

【动作要领】　垂直下压，横向弹拨。

【操作方法】

1. *拇指弹拨法*（图 2-7）

术者以拇指指端着力，余四指置于对侧固定助力。

沉肩、垂肘、悬腕，拇指指端主动发力下压，腕关节微微旋转并轻度摆动，由轻到重，由慢而快地对肌腱进行拨并弹动。

2. *示指弹拨法*（图 2-8）

术者以示指指端着力，余同拇指弹拨法。

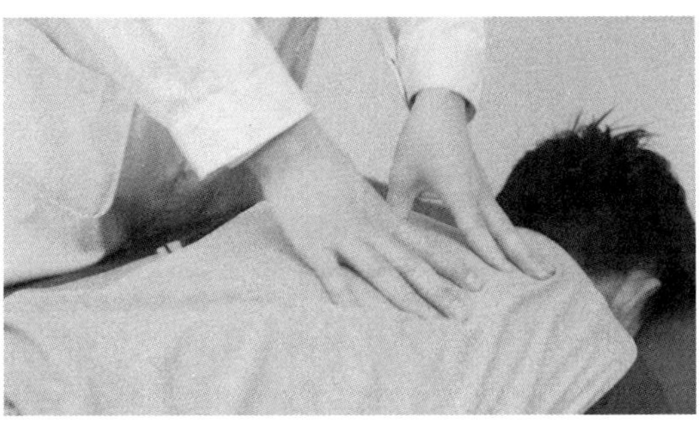

图 2-7　拇指弹拨法

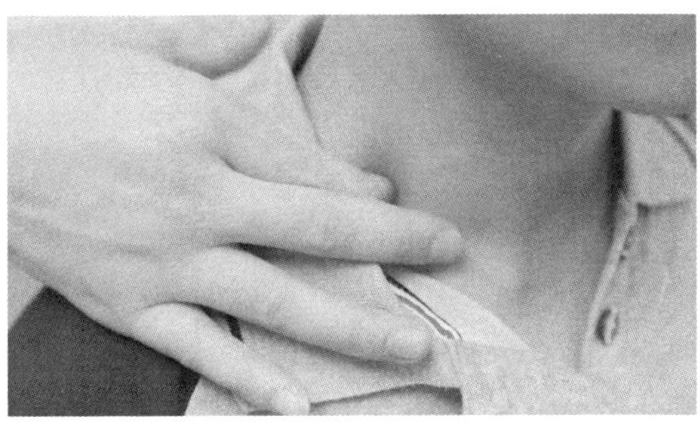

图 2-8　示指弹拨法

【注意事项】

（1）弹拨皮下组织，尽量减少与皮肤摩擦。

（2）循序渐进，以受术者能耐受为度。

（3）骨折愈合期，急性软组织损伤者禁用。

【技能训练】

（1）弹拨颈项部。

（2）弹拨竖脊肌。

六、推摩法

【动作要领】　拇指紧推慢移，余四指跟随摩动。

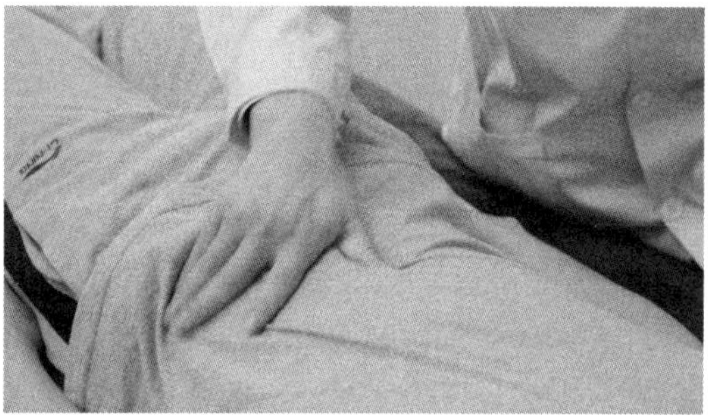

图 2-9　推摩法

【操作方法】

术者以拇指桡侧缘和其余四指指掌面分别着力。

腕部放松微屈，手掌自然平放于操作部位，在拇指做一指禅偏峰推法的同时，其余四指同步做环摩手法（图 2-9）。

【注意事项】　腕部的活动兼顾旋转和摆动两种形式。

【技能训练】　推中脘，摩梁门；推脐中，摩天枢；推命门，摩肾俞。

七、勾点法

【动作要领】　勾而点之。

【操作方法】

术者以中指指端着力。

掌指关节伸直，中指指间关节微屈，其余手指自然微屈，做由轻到重的回拉勾点的动作（图 2-10）。

【注意事项】

（1）在得气的情况下，适当控制力度。

（2）注意修剪指甲。

【技能训练】　勾点睛明、风池、天突。

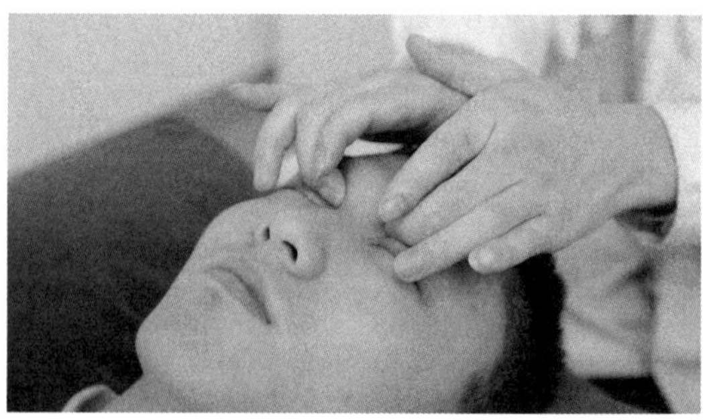

图 2-10　勾点法

知识链接

勾点法的临床适应证：勾点缺盆主要用于治疗呃逆、咳喘、恶心、呕吐等；勾点天突主要用于治疗咳嗽、气喘、呃逆、恶心、呕吐等；勾点廉泉主要用于治疗舌强语謇、口噤失语等。

八、扫散法

【动作要领】 五指微散，以腕带指。

【操作方法】

术者以单手拇指桡侧、其余四指指端着力。

沉肩、垂肘、悬腕，手部自然下垂、五指自然微微散开，前臂主动运动，挺腕，做反复有节律的桡尺摆动，状如扫地（图 2-11）。

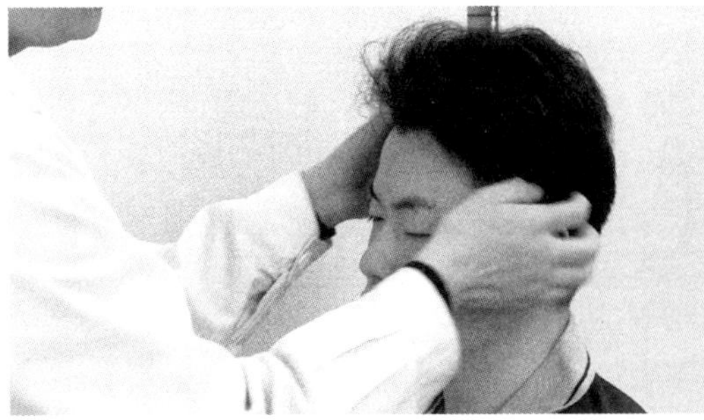

图 2-11 扫散法

【注意事项】

（1）腕关节保持一定的紧张度，前臂主动运动。

（2）若受术者为长发者，术者可将手插入发间操作。

【技能训练】 扫散头部少阳区。

九、揉捏法

【动作要领】 捏而对揉，捏而不提。

【操作方法】

术者以拇指和示、中、环指指端或罗纹面着力。

相对用力，做捏而对揉的柔缓性复合手法（图 2-12）。

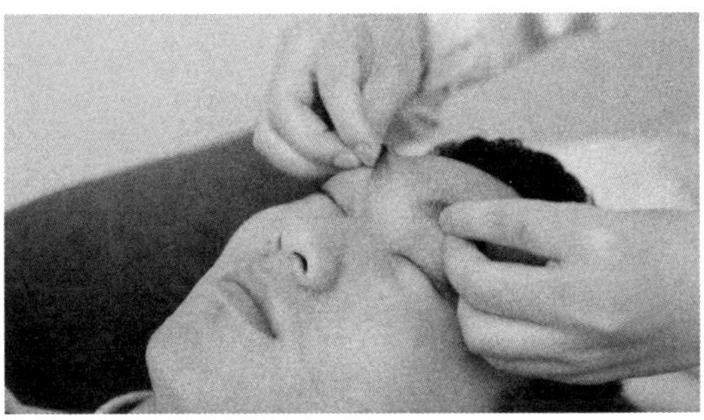

图 2-12 揉捏法

【注意事项】

用力适中，避免过于轻柔和使用拙力。

【技能训练】

（1）揉捏攒竹至丝竹空一线。

（2）揉捏颈项部和揉捏大腿部。

任务二 其 他 手 法

一、理法

【动作要领】 节律性握捏。

【操作方法】

受术者俯卧位，术者立于一侧。

术者一手持受术者下肢远端，另一手手掌部握住其下肢近端。

指掌部主动施力，做一松一紧的节律性握捏，并循序由近端移向远端（图 2-13）。可单手或双手交替操作。

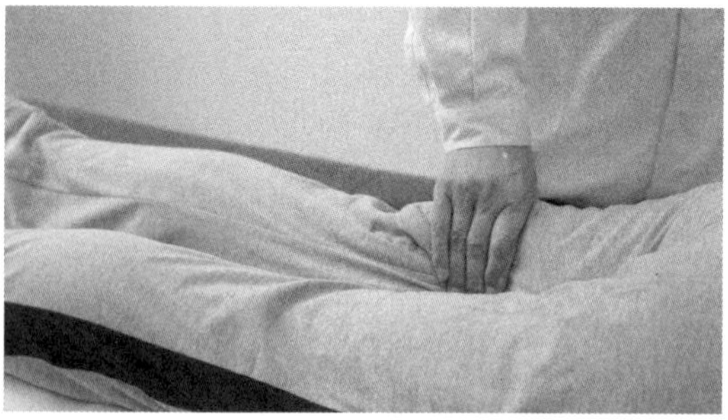

图 2-13 理法

【注意事项】

（1）均衡施力，握、捏力量得当。

（2）手法轻快和缓，有节律。

【技能训练】 在人体上肢、下肢进行练习。

二、梳法

【动作要领】 手指梳理，单向滑动。

【操作方法】

受术者端坐位，术者立于一侧。

术者五指自然展开，微屈，以手指罗纹面置于受术者前发际处。

前臂主动运动，带动五指做由前向后的单向滑动梳理（图 2-14）。

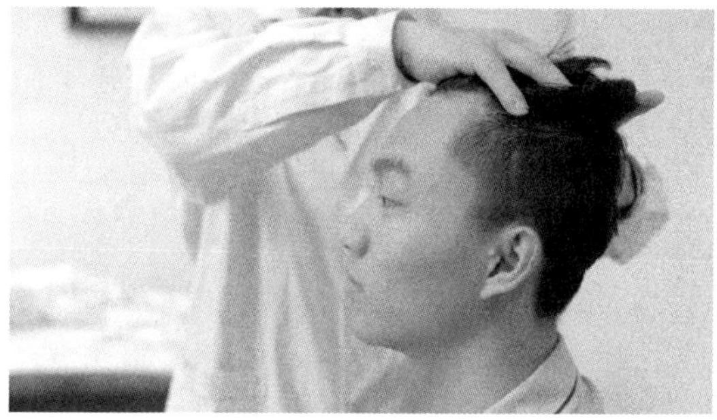

图 2-14 梳法

【注意事项】

（1）腕部放松，前臂主动发力。

（2）动作协调自然，避免指部单纯用力。

【技能训练】

（1）在人体头部进行练习。

（2）在人体胁肋部进行练习。

三、拂法

【动作要领】 以腕带指，轻快地擦掠。

【操作方法】

受术者俯卧位，术者立于一侧。

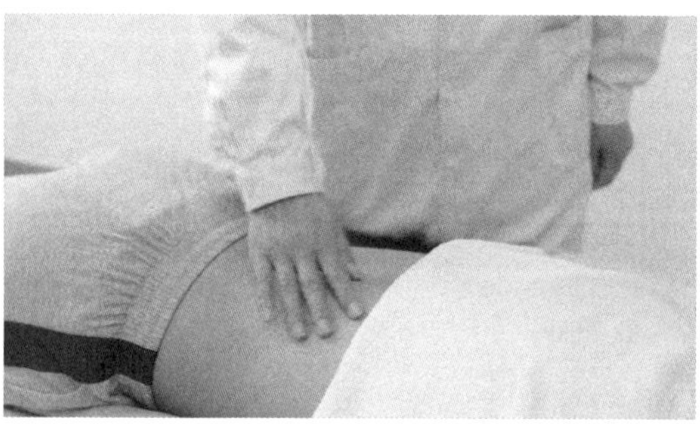

图 2-15 拂法

术者手指伸直，以四指指掌面置于受术者背腰部。

术者前臂主动运动，带动手指在其体表做轻快的擦掠，状如拂尘拂过（图 2-15）。

【注意事项】

（1）操作时手法宜轻快，用力柔和，以腕带指，指部施力不宜用力过大，不能带动皮肤及皮下组织。快指略快，不能太快，如拂尘而不扬。

（2）手指在操作过程中不能离开皮肤。

【技能训练】

（1）在人体胸腹部进行练习。

（2）在人体背腰部进行练习。

四、插法

【动作要领】　以手指插入肩胛骨与肋骨间。

【操作方法】

受术者坐位，肩背部放松。术者立于其身后。

术者一手的示指、中指、环指、小指四指并拢伸直，用指尖部从受术者肩胛骨内下缘沿肩胛骨与肋骨之间向该侧肩峰方向插入。

另一手扶住受术者该侧肩部，并向后内下方按压，两手做相反方向用力，使指尖插入肩胛骨与肋骨之间 1～2 寸（1 寸≈3.33 厘米），持续 1 分钟左右，然后缓缓将手收回，如此重复 2～3 次。

【注意事项】

（1）术者用左手插受术者右肩胛骨，用右手插受术者左肩胛骨。

（2）术者注意修剪指甲，勿伤受术者皮肤。

（3）插入深度要适度，以防伤及受术者。

【技能训练】　在肩胛部进行练习。

五、托法

【动作要领】　徐徐赶动，上托。

【操作方法】

受术者仰卧位，术者立于一侧。

术者四指自然并拢伸直，以四指掌面或掌根、小鱼际部着力于下垂脏器的底部，腕关节背伸。

以肘为支点，前臂主动施力，使着力面向下深按于下垂脏器的底部，并随受术者深呼气向上托起，徐徐赶动（图 2-16）。

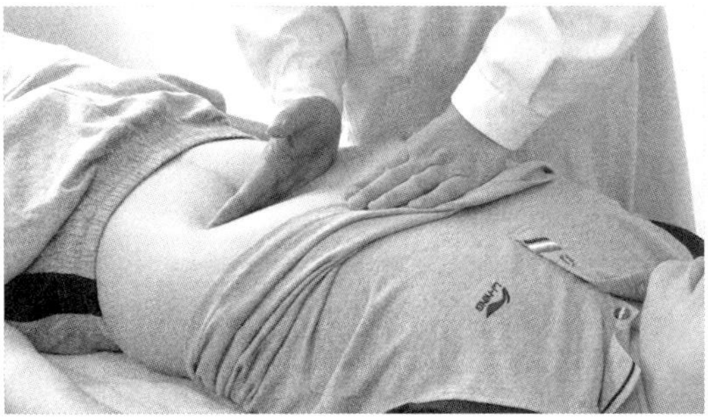

图 2-16　托法

【注意事项】

（1）配合受术者的呼吸进行。受术者深呼气时，开始施力赶动、上托，受术者吸气时停止操作。

（2）循逆时针方向上托，呈波浪式用力。

【技能训练】　在腹部进行练习。

任务三　技能考核

手法名称	分值	评分项	评分细则	得分
掌按揉法	5	叙述动作要领	垂直按压，水平回旋揉动	
	5	动作演示	身体微前倾，以肩关节为支点，肘关节微屈，以全掌着力向下按压。得气后，稳力持续回旋揉动	

续表

手法名称	分值	评分项	评分细则	得分
掌按揉法	5	动作连贯	按揉动作协调、自然，动作持续顺畅、均匀	
	5	整体效果	操作频率均匀，动作协调灵活，自然流畅，受术者有舒适感	
拿揉法	5	叙述动作要领	吸定皮肤，带动皮下组织，拿而揉之，揉而拿之	
	5	动作演示	拇指与示、中二指或其余四指指掌面着力，捏住肌肤提起再放下揉之	
	5	动作连贯	拿法和揉法结合自然，拿揉动作连续、自然、顺畅，手法移动连贯	
	5	整体效果	着力部位压力变化、摆动幅度均匀，动作协调、灵活，自然流畅。受术者有舒适感	
拇指弹拨法	5	叙述动作要领	垂直下压，横向弹拨	
	5	动作演示	以拇指指端着力，余四指置于对侧固定助力。沉肩、垂肘、悬腕，拇指指端主动发力下压，腕关节微微旋转并轻度摆动，由轻到重，由慢而快地对肌腱进行拨并弹动	
	5	动作连贯	弹拨动作协调、自然，动作持续、顺畅、均匀	
	5	整体效果	操作频率均匀，动作协调灵活，自然流畅，受术者无不适感	
勾点法	5	叙述动作要领	勾而点之	
	5	动作演示	以中指指端着力，掌指关节伸直，中指指间关节微屈，由轻而重进行回拉勾点	
	5	动作连贯	中指指端勾点动作协调、自然，动作持续、顺畅、均匀	
	5	整体效果	操作频率均匀，动作协调灵活，自然流畅，受术者有舒适感	
理法	5	叙述动作要领	节律性握捏	
	5	动作演示	一手持受术者下肢远端，另一手手掌部握住其下肢近端。指掌部主动施力，做一松一紧的节律性握捏，并循序由近端移向远端。单手或两手交替操作	
	5	动作连贯	动作协调、自然，动作持续顺畅、均匀	
	5	整体效果	操作频率均匀，动作协调灵活，自然流畅，受术者无不适感	
总分				

模块三　人体各部位操作组合训练

素质目标：

1. 能够进行分析和解决组合训练中的相关复杂问题。
2. 能够在人体各部位操作组合中体现人文关怀。

知识目标：

1. 熟悉手法操作中的体位选择。
2. 熟悉人体各部位的常用手法及操作顺序。
3. 熟悉人体各部位的常用穴位。
4. 熟悉人体各部位手法操作的适应证。

技能目标：

1. 能够在人体进行多部位、多手法组合套路操作。
2. 能够对常用穴位进行定位和手法操作。
3. 能够对各部位手法操作组合的基本效用和适应证进行基本判断，熟练医患沟通技巧。

任务一　头　面　部

体位：受术者仰卧位，术者坐于其头端。

常用手法：轻抚前额→推抹印堂至神庭→大鱼际揉前额→指揉印堂→一指禅推前额→分推印堂至太阳→揉太阳→捏眼眶→点按眼周腧穴→轻抹眼眶→擦鼻侧→点揉迎香（图 3-1）→推抹鼻翼至颧髎→点按下关、颊车→推抹水沟至地仓，点按承浆→摩面，轻拍面→点按督脉→拿揉头部两侧→推少阳→勾点风池→拿揉颈项部（图 3-2）→擦头侧→摇头→提头皮→击头→揉捏耳→振耳→梳理头。

适应证：头昏，头痛，失眠，面瘫等。

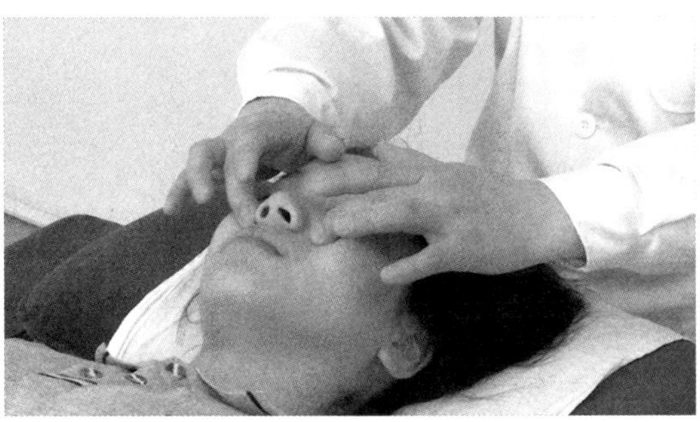

图 3-1　点揉迎香

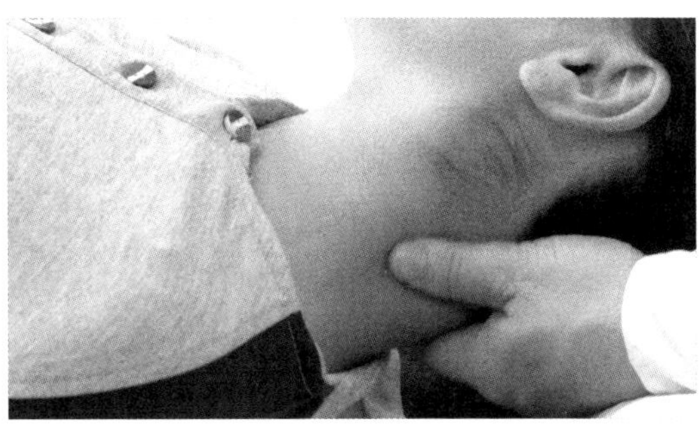

图 3-2　拿揉颈项部

任务二　颈　项　部

体位1：受术者坐位，术者站于其后侧。

常用手法：拿揉颈项→揉拨脊间韧带→点揉风池、安眠及颈根部（图3-3）→拨颈肌→一指禅推颈项部→推桥弓（图3-4）→合挤颈项→滚颈肩部→提拿肩井→拔伸颈椎→摇头部→斜扳颈部→叩击颈肩背部。

体位2：受术者仰卧位，术者取坐位。

常用手法：多指揉颈项→拿揉颈项→勾拨颈肌→刮揉颈项→勾点风池、风府→顶棘突两侧→拔伸颈部→摇头部→拔伸斜扳颈部→抖颈部。

体位3：受术者俯卧位，术者取站位。

常用手法：拿揉颈项→指压棘突两侧→揉拨颈肌→一指禅推项韧带→捏项肌→分推项后部→点按肩中俞、肩外俞、天宗、肩贞→拿揉肩部→滚肩部→叩击肩部。

适应证：落枕，颈椎病，颈部肌肉劳损等。

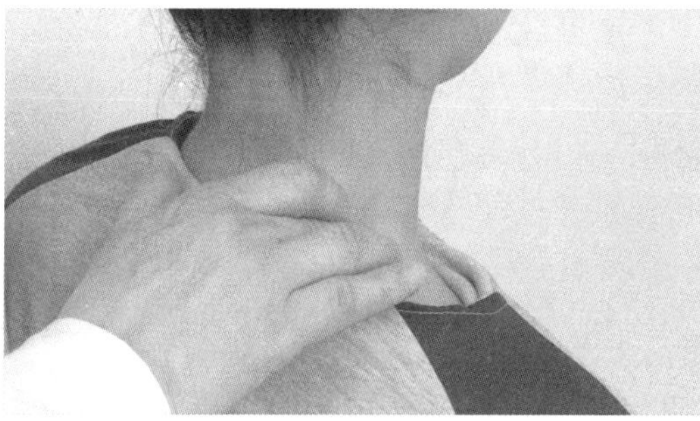

图3-3　点揉颈根部

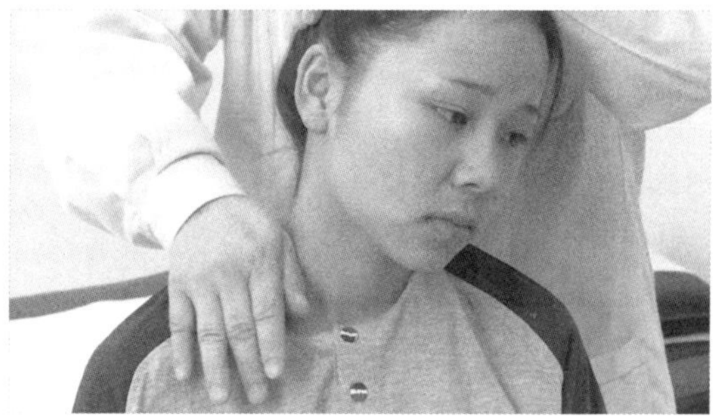

图3-4　推桥弓

任务三　胸　腹　部

体位：受术者仰卧位，术者立于其右侧。

常用手法：分推前胸部→梳肋间（图3-5）→点按中府、云门、上脘、中脘、下脘、天枢、气海、关元→双掌摩腹→拿捏腹肌（图3-6）→叠掌揉腹→振腹部→搓掌温脐→推抹腹部。

适应证：咳嗽，胸闷，气紧，胸痛，便秘，痛经，闭经，月经不调，肥胖等。

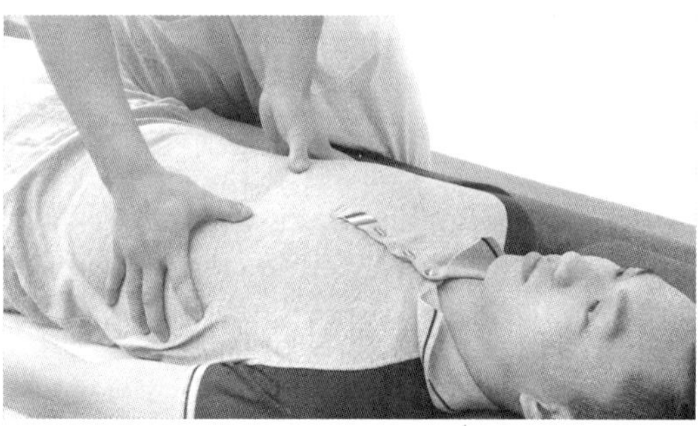

图3-5　梳肋间

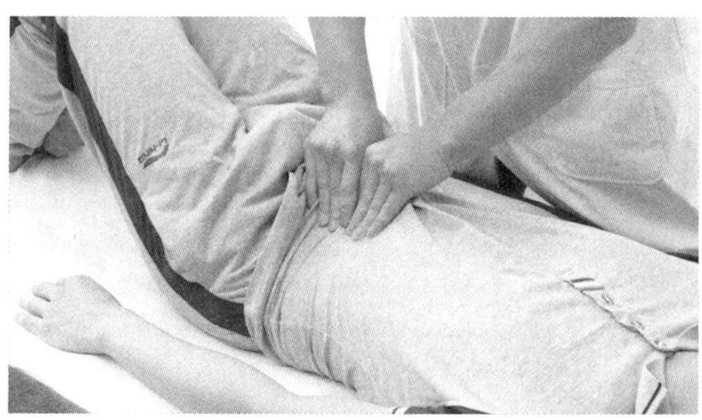

图3-6　拿捏腹肌

任务四　上　肢　部

体位：受术者仰卧位或坐位，术者立于其一侧。

常用手法：推上肢→拿揉上肢→拨上肢→点上肢腧穴→㨰肩部→摇肩部（图 3-7）→㨰上肢→搓上肢→抖上肢→按揉腕关节，抖腕→分抹手背（图 3-8）、推掌心及五指、叩掌心→捻、拔伸五指。

适应证：肩周炎，上肢疼痛，上肢麻木等。

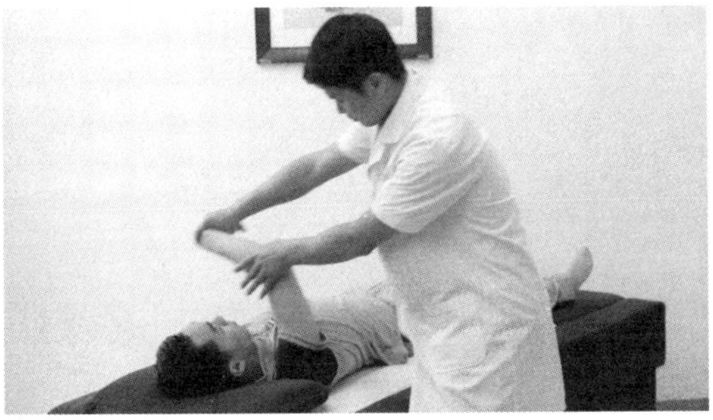

图 3-7　摇肩部

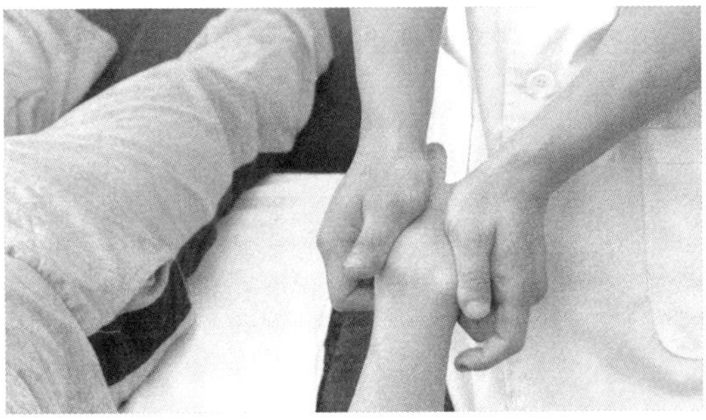

图 3-8　分抹手背

任务五　背　腰　部

体位：受术者俯卧位，术者立于其一侧。

常用手法：背部推抹→分推背腰部（图 3-9）→揉背部肌肉→㨰背腰部→弹拨背部肌肉→点按华佗夹脊→点按肾俞、擦命门→一指禅推背部膀胱经→捏脊→擦八髎（图 3-10）→叩击背腰部→直推背腰部→扳腰部。

适应证：背腰部疼痛等。

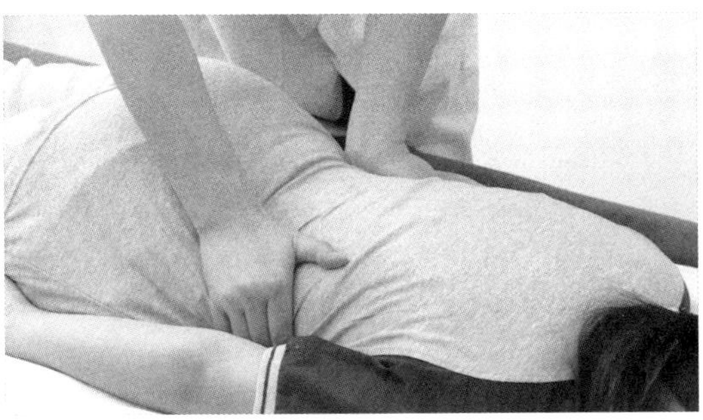

图 3-9　分推背腰部

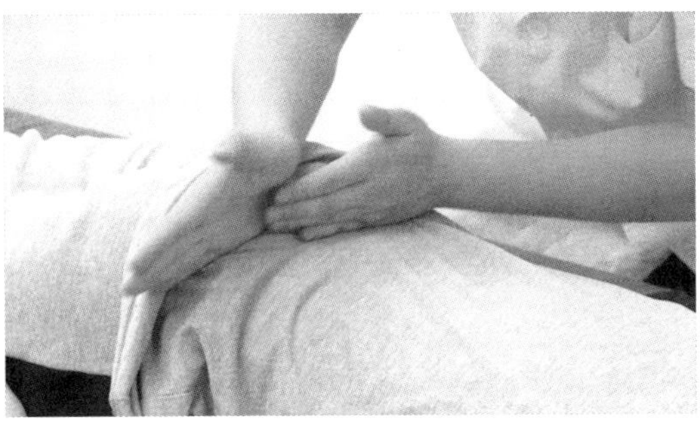

图 3-10　擦八髎（双手小鱼际）

任务六　下　肢　部

体位 1：受术者仰卧位，术者立于其一侧。

常用手法：直推下肢前、内、外侧→分抹下肢→拿揉大腿肌群→弹拨腿外侧→点按血海、阳陵泉、足三里→拨膝眼→揉搓膝周（图 3-11）→㨰大腿、小腿肌肉群→屈髋屈膝摇下肢→叩击下肢→摇踝关节→抖下肢。

体位 2：受术者俯卧位，术者立其一侧。

常用手法：直推下肢→拿揉下肢后侧→揿下肢后侧→指压膀胱经→掌根击环跳→点按承扶、殷门、委中、承山、昆仑、太溪→拿揉下肢后侧→叩击下肢→擦足底→捶击足底→足跟压臀（图 3-12）→梳理下肢。

适应证：下肢疼痛、麻木等。

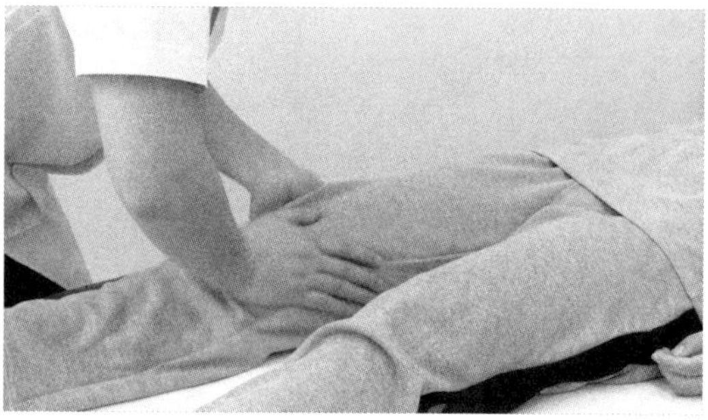

图 3-11 揉搓膝周

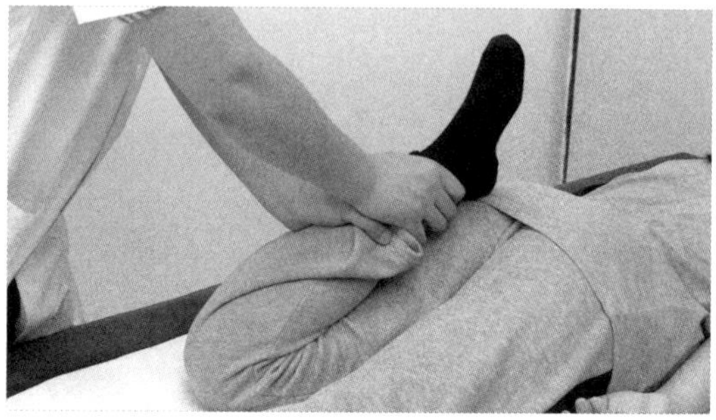

图 3-12 足跟压臀

任务七 技能考核

一、头面部

手法名称	分值	评分项	评分细则	得分
大鱼际揉前额	5	叙述动作要领	以手掌大鱼际着力吸定受术者前额部，手指自然伸直放松，做轻柔和缓的环旋转动	
	5	动作演示符合动作要领	沉肩，垂肘，吸定，悬腕，紧推慢移	
	5	动作连贯	前臂的主动摆动带动腕关节灵活摆动，沿印堂至两侧太阳有节律地做摆动，往返 3～5 遍，摆动频率一般为 120～160 次/分	
	5	整体效果	操作时，整个动作贵在柔和，摆动的幅度要由小至大，用力应先轻渐重	
一指禅推前额	5	叙述动作要领	以拇指桡侧偏峰着力吸定于受术者前额部，拇指伸直并略内收，余四指自然散开，做有节律往返摆动	
	5	动作演示符合动作要领	沉肩，垂肘，悬腕，指实，掌虚，紧推慢移	
	5	动作连贯	以肘部为支点，前臂做主动有节律性摆动，带动腕部摆动和拇指掌指关节屈伸活动，摆动频率一般为 120～160 次/分	
	5	整体效果	操作时，着力处要吸定于施术部位，不可跳跃或滑动，摆动的幅度、频率要均匀	
揉太阳	5	叙述动作要领	以拇指罗纹面着力于受术者太阳上，拇指自然伸直，其余手指根据情况置于相对或合适的位置以协助操作，做小幅度环旋揉动	
	5	动作演示符合动作要领	沉肩，垂肘，松腕。拇指带动皮下组织做环旋揉动	
	5	动作连贯	施加压力后，以肘部为支点，前臂主动摆动，带动拇指做轻缓柔和的环旋揉动	
	5	整体效果	操作时，须施以压力，动作须连贯、协调、均匀	

续表

手法名称	分值	评分项	评分细则	得分
拿揉头部两侧	5	叙述动作要领	双手拇指置于受术者头顶，示指、中指、环指罗纹面着力于受试者头部两侧，四指相对挤压并做揉动	
	5	动作演示符合动作要领	沉肩，屈肘	
	5	动作连贯	拇指置于受术者头顶固定，示指、中指、环指自然分开，以示指、中指、环指罗纹面为着力点置于受术者头部两侧，肘关节屈曲，前臂主动运动带动腕关节进行向上拿向下揉的手法	
	5	整体效果	操作时，主要是罗纹面不是指尖着力，动作协调灵活，自然流畅	
振耳	5	叙述动作要领	以掌面着力于受术者耳部，五指自然伸直并拢，以手掌为着力处置于施术部位做持续振动	
	5	动作演示符合动作要领	沉肩，微屈肘，伸腕	
	5	动作连贯	腕关节保持伸直，肘关节微屈，通过前臂伸、屈肌群同时做对抗性收缩产生振动，使振动波传到手掌，从而产生振动刺激，振动频率一般为 600～800 次/分	
	5	整体效果	操作时，力量集中在手掌上，频率快、幅度小，不可屏气施力	
总分				

二、颈项部

手法名称	分值	评分项	评分细则	得分
拿揉颈项	5	叙述动作要领	用拇指和其余四指相对用力作用于受术者颈项部，拿住颈项部肌肉，逐渐收紧有节律性地进行拿揉	
	5	动作演示符合动作要领	腕部放松，动作柔和灵活，动作协调连续，有节律	
	5	动作连贯	一手扶住受术者头顶，另一手拇指和其余四指相对用力顺其肌肉走行方向边拿边移动，也可在局部反复拿揉 3～5 遍	
	5	整体效果	操作时，拇指与四指相对挤压用力，拿的劲力要深厚，揉得缓和均匀，发力由轻到重，再由重到轻	
㨰颈肩部	5	叙述动作要领	以手背尺侧着力于受术者颈肩部，肘、腕关节屈曲约 120°，四指微屈，拇指自然伸直，手握空拳，以手能握鸡蛋为宜，手背呈弧形，手背着力往返㨰动	
	5	动作演示符合动作要领	沉肩，屈肘	
	5	动作连贯	以肘关节为支点，前臂做主动旋转摆动，带动腕关节做屈伸和一定角度的旋转㨰动，㨰动频率一般为 120～160 次/分	
	5	整体效果	操作时，㨰压力度要均匀，动作协调、有节律，腕关节屈伸自然，避免操作过程中出现折刀样动作	
提拿肩井	5	叙述动作要领	用拇指和其余四指指掌面相对用力挤压并上提	
	5	动作演示符合动作要领	沉肩，屈肘，伸腕	
	5	动作连贯	双手同时在受术者一侧或两侧肩井或颈项部处，拇指与其余四指相对，自下而上用力，捏而提之进行操作	
	5	整体效果	操作时，着力点是指掌面或虎口而不是指尖	
拔伸颈椎	5	叙述动作要领	受术者端坐位，头微向前倾，颈部放松，术者双手同时发力向上拔伸	
	5	动作演示符合动作要领	肩、肘、腕关节充分放松	
	5	动作连贯	一手掌托扶其下颏部，另一手托扶其后枕部，双手同时缓慢用力向上牵拉，做一定时间停留形成拔伸	
	5	整体效果	操作时，发力牵引拔伸发力均匀持续，力量由小到大，细心体会手下牵引感觉，在可耐受范围内操作	

续表

手法名称	分值	评分项	评分细则	得分
斜扳颈部	5	叙述动作要领	受术者坐位，颈项部放松，下颏微内收，术者在受术者颈椎旋转到最大限度时，顺势给予一小幅度快速可控的扳动	
	5	动作演示符合动作要领	双手协调，发力可控，旋转平稳缓和	
	5	动作连贯	一手托扶其下颏部，另一手托其头枕部，双手协同动作使头向一侧缓慢旋转，当旋转到弹性限制位，即转至有阻力时，稍做停顿，再做一个小幅度的扳动	
	5	整体效果	操作时，发力扳动应幅度小，速度快，在生理活动范围内	
总分				

三、胸腹部

手法名称	分值	评分项	评分细则	得分
点按中脘	5	叙述动作要领	以拇指指端着力于受术者中脘，进行持续性点按施压	
	5	动作演示符合动作要领	沉肩，微屈肘，垂直按压	
	5	动作连贯	通过上肢和腕部共同协调主动向下较缓慢施力，使拇指对中脘做垂直向下的按压	
	5	整体效果	操作时，施力遵循“轻—重—轻”原则，两次操作间稍停留片刻	
双掌摩腹	5	叙述动作要领	用双手全掌着力于受术者腹部，以肚脐为中心做环形摩动	
	5	动作演示符合动作要领	沉肩，垂肘，前臂旋转，掌面向下	
	5	动作连贯	双手掌面交替，以脐为中心，沿腹部做环形摩动；当摩动交替时，顺时针方向右手在上，左手在下，逆时针方向左手在上，右手在下	
	5	整体效果	操作时，摩动的压力、速度均匀、适当，着力面与皮肤之间发生摩擦，不要带动皮下组织	
拿捏腹肌	5	叙述动作要领	用拇指和其余四指相对用力，挤压着力于受术者腹部，并做上提	
	5	动作演示符合动作要领	沉肩，微屈肘，伸腕	
	5	动作连贯	双手拇指与其余四指相对，自下而上用力，捏而提之，反复操作3～5遍	
	5	整体效果	操作时，力度适中，着力点为指掌面	
振腹部	5	叙述动作要领	以掌面着力于受术者腹部，五指自然伸直并拢，以手掌为着力处置于施术部位做持续振动	
	5	动作演示符合动作要领	沉肩，微屈肘，伸腕	
	5	动作连贯	腕关节保持伸直，肘关节微屈，通过前臂伸、屈肌群同时做对抗性收缩产生振动，使振动波传到手掌，从而产生振动刺激，振动频率一般为600～800次/分	
	5	整体效果	操作时，力量集中在手掌上，频率快、幅度小，不可屏气施力	
搓掌温脐	5	叙述动作要领	以双手掌相对贴合做交替或往返搓动，产生热量后手掌贴于受术者肚脐	
	5	动作演示符合动作要领	沉肩，屈肘，腕背伸	
	5	动作连贯	双手五指自然并拢伸直，以双手掌面相对贴合交替快速搓动数次	
	5	整体效果	操作时，搓动快速、均匀、协调、有节律	
总分				

四、上肢部

手法名称	分值	评分项	评分细则	得分
推上肢	5	叙述动作要领	以全掌或掌根着力于受术者上肢部，做单方向直线推动	
	5	动作演示符合动作要领	沉肩，屈肘，腕关节略背伸	
	5	动作连贯	五指并拢伸直，肘关节屈曲，以肩关节为支点，前臂主动施力，带动手掌对上肢做单方向直线推动	
	5	整体效果	操作时，施加适当压力，路线单向平直，和缓从容，有节律进行	
摇肩部	5	叙述动作要领	用一手固定受术者肩部，一手握其手腕，对肩关节进行被动的环转运动	
	5	动作演示符合动作要领	双手协调配合，以肩关节的近端为中心做环转运动	
	5	动作连贯	一手扶按受术者肩关节处保持不动，另一手握其腕部并稍用力牵拉，然后做顺时针或逆时针方向的小幅度环转活动，使肩关节被动旋转	
	5	整体效果	操作时，用力平稳，摇动的速度应缓慢，幅度由小逐渐增大	
搓上肢	5	叙述动作要领	用双手掌面着力夹持住受术者上肢，由上往下做交替或往返搓动	
	5	动作演示符合动作要领	沉肩，屈肘，腕背伸，快搓慢移	
	5	动作连贯	双手五指自然并拢伸直，腕关节背伸，通过前臂和上臂向相反方向交替主动施力，带动双手掌面对受术者上肢部位进行搓动	
	5	整体效果	操作时，双手对称用力，搓动的频率要快，上下移动要慢	
抖上肢	5	叙述动作要领	双手握住受术者手腕部，用力做连续不断、小幅度地上下抖动	
	5	动作演示符合动作要领	自然呼吸，不能屏气，动作连续、轻松，双手不要握得太紧，避免动作滞涩	
	5	动作连贯	握其手腕，两前臂微用力，做连续、小幅度地上下抖动，使抖动波传递到肩部，抖动频率约为 250 次/分	
	5	整体效果	操作时，抖动频率快，幅度小，上下幅度控制在 2～3cm 以内	
捻、拔伸五指	5	叙述动作要领	用拇指与示指罗纹面或示指桡侧面夹持受术者五指，相对用力做捻转揉动	
	5	动作演示符合动作要领	沉肩，屈肘，伸腕	
	5	动作连贯	拇指伸直，其余四指并拢自然屈曲，以拇指和示指罗纹面或示指桡侧面为着力点置于其五指，并施加一定挤压力做相对方向运动	
	5	整体效果	操作时，快捻慢移，力度适中	
总分				

五、背腰部

手法名称	分值	评分项	评分细则	得分
㨰背腰部	5	叙述动作要领	以小鱼际近小指部位吸定于受术者背腰部，拇指自然伸直，其余四指自然屈曲，手背呈弧形，通过腕关节的屈伸和前臂的内外旋转运动在其背腰部做持续不断的㨰动	
	5	动作演示符合动作要领	沉肩，垂肘，吸定，腕自然伸直，虎口向上	
	5	动作连贯	上臂和前臂主动向前外侧推旋摆动，腕关节在放松状态下产生自然的屈伸运动，做屈曲外旋→复位→屈曲外旋的反复运动，使着力部对所施部位产生有节律的㨰动，㨰动频率 120～160 次/分	
	5	整体效果	操作时，手背着力面紧贴受术者皮肤，力度与节律要均匀，不能忽快忽慢，时轻时重，或重力向前硬顶	
捏脊	5	叙述动作要领	皮肉捏起，捏指捻转，交替前行	
	5	动作演示符合动作要领	沉肩，微屈肘，腕尺屈	

续表

手法名称	分值	评分项	评分细则	得分
捏脊	5	动作连贯	用拇指罗纹面抵住受术者脊椎旁皮肉，示、中指在前（或用屈曲示指桡侧面抵住皮肉，拇指在前），将皮肉捏提捻转，交替前行。常捏三提一，以皮肤发红为度	
	5	整体效果	操作时，用力均匀、柔和、连贯，指尖不内扣	
叩击背腰部	5	叙述动作要领	双手手握空拳，腕关节放松，肘关节屈曲约 90°，以空拳的尺侧面着力于受术者背腰部进行交替叩击	
	5	动作演示符合动作要领	沉肩，屈肘，松腕	
	5	动作连贯	通过肘关节的屈曲，带动前臂和空拳摆动，腕关节自然摆动，使空拳尺侧面对受术者背腰部进行叩打	
	5	整体效果	操作时，力度适中，动作连续、均匀、有节律	
直推背腰部	5	叙述动作要领	以手掌着力于受术者背腰部，做单方向直线推动	
	5	动作演示符合动作要领	沉肩、屈肘、腕关节略背伸	
	5	动作连贯	一手置于受术者背部或腰髂部固定，另一手五指并拢伸直，腕关节略背伸，肘关节屈曲，肩关节后伸，通过上臂主动向前施力并伸肘关节，带动掌根部对上肢做单方向直线推动，也可双手同时进行	
	5	整体效果	操作时，施加适当压力，路线单向平直，和缓、从容、有节律进行，避免有顿挫感	
扳腰部	5	叙述动作要领	受术者侧卧位，全身放松，屈曲其上方的膝、髋关节，使小腿置于对侧膝关节上方，在腰椎旋转到最大限度时，顺势给予一个小幅度、快速可控的扳动	
	5	动作演示符合动作要领	双手协调，发力可控，旋转平稳缓和	
	5	动作连贯	以前臂上段或手掌分别扶按于受术者的肩前部和臀部，做幅度由小到大的扭转。当旋转到最大限度时，稍停片刻，做一个小幅度的扳动，常可听到的“咯”响声	
	5	整体效果	操作时，发力扳动应小幅度、速度快，在生理活动范围内	
总分				

六、下肢部

手法名称	分值	评分项	评分细则	得分
拨膝眼	5	叙述动作要领	用拇指指端罗纹面或桡侧面着力于受术者膝眼上，向一侧进行横向拨动	
	5	动作演示符合动作要领	沉肩，微屈肘，屈腕	
	5	动作连贯	施加压力使拇指陷入一定深度，其余四指接触处为主要支点，通过拇指、腕关节和前臂共同向一侧或两侧摆动，带动拇指着力对膝眼做单方向拨动	
	5	整体效果	操作时，指端着力而不是指尖，下压力度适中	
揉搓膝周	5	叙述动作要领	以双掌相对一前一后着力夹持住受术者膝关节，进行定点揉搓	
	5	动作演示符合动作要领	沉肩，微屈肘，松腕	
	5	动作连贯	以双掌相对一前一后着力夹持住受术者膝关节，进行定点揉搓操作，可从膝顶部至阳陵泉做自上而下走线揉搓	
	5	整体效果	操作时，力度均匀，注意腕关节灵活	

续表

手法名称	分值	评分项	评分细则	得分
屈髋屈膝摇下肢	5	叙述动作要领	用一手握住受术者患膝上方，另一手握住其小腿或托握住其足跟，在正常的关节活动范围内，使髋关节沿各个运动轴做被动摇动	
	5	动作演示符合动作要领	双手协调配合，稳定	
	5	动作连贯	受术者屈髋 100° 并自然屈膝，推运患肢由内向外环转或由外向内环转，反复数次	
	5	整体效果	操作时，考虑关节活动情况，顺势而行，幅度应由小至大	
指压膀胱经	5	叙述动作要领	拇指伸直，四指自然弯曲，腕关节伸直，肘关节微屈，以拇指罗纹面为着力点对受术者下肢后侧膀胱经进行有节律性按压	
	5	动作演示符合动作要领	沉肩，微屈肘，伸腕	
	5	动作连贯	通过上肢和腕部共同协调主动向下较缓慢加力，使拇指罗纹面沿受术者臀部后侧膀胱经承扶至承山交替，自上而下做垂直向下按压	
	5	整体效果	操作时，力量遵循“轻—重—轻”原则，两次交替操作间稍停留片刻	
拿揉下肢后侧	5	叙述动作要领	双手拇指与其余四指着力于受术者下肢后侧部，拇指和四指相对挤压并做提拿揉动	
	5	动作演示符合动作要领	沉肩，屈肘	
	5	动作连贯	双手同时在一侧，拇指和其余四指相对用力，沿其下肢后侧股二头肌走向，同时自上而下缓慢移动，反复操作 3～5 遍	
	5	整体效果	操作时，着力主要是指掌面不是指尖	
总分				

模块四　小儿推拿常用手法及特定穴位操作训练

素质目标：

能够在小儿推拿操作中体现人文关怀。

知识目标：

1. 了解小儿的生长发育特点和生理病理特点。
2. 熟悉小儿推拿常用手法的动作要领、操作方法和注意事项。
3. 熟悉小儿推拿头面颈项部、胸腹部、腰背骶部、上肢部、下肢部的特定穴定位和操作方法。

技能目标：

1. 能够进行小儿推拿常用手法的操作。
2. 能够对小儿特定穴位进行准确定位和手法操作。
3. 能够对简单症状进行特定穴位的选择和组合。
4. 能够在小儿推拿诊疗中进行仔细观察和场景把控。

任务一　小儿推拿常用手法

一、推法

【动作要领】　轻快连续，用力柔和，平稳均匀。

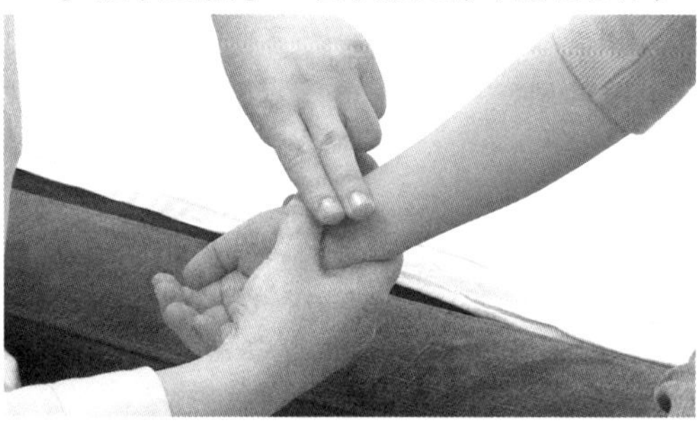

图 4-1　直推法

【操作方法】

1. 直推法（图 4-1）

术者一手握持小儿肢体，使治疗部位或穴位朝上；另一手拇指自然伸直，以罗纹面或其桡侧缘着力，或示指、中指伸直，以指掌面着力（图 4-1）。

用腕部发力，带动着力部分做单方向的直线推动。

2. 旋推法（图 4-2）

术者以拇指罗纹面着力于小儿一定的穴位。

拇指主动运动，带动着力部分做顺时针方向的环旋移动。

3. 分推法（图 4-3）

术者以双手拇指罗纹面或桡侧缘，或用双掌掌面或掌根着力，稍用力附着在小儿所需治疗的穴位或部位上。

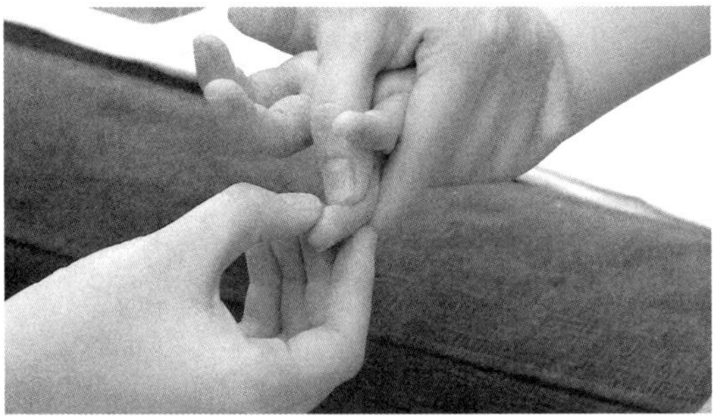

图 4-2　旋推法

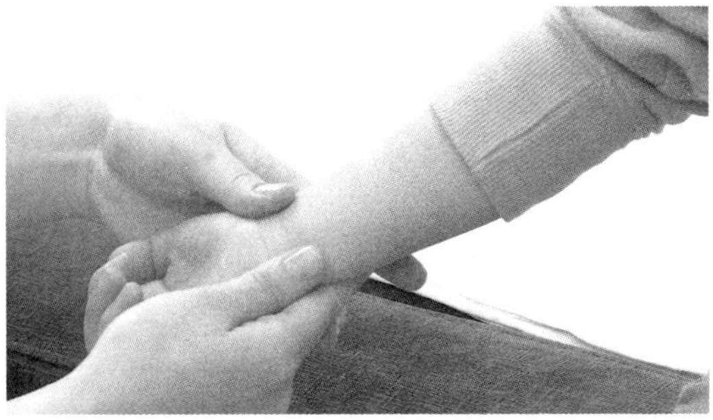

图 4-3　分推法

用腕部或前臂发力，带动着力部分自穴位或部位的中间向两旁做相反方向的直线推动。

4. 合推法（图 4-4）

术者以双手拇指罗纹面或双掌掌面或掌根着力，稍用力附着在小儿所需治疗的穴位或部位的两旁。

用肘臂发力，带动着力部位自两旁向中间做相对方向的直线或弧线推动。

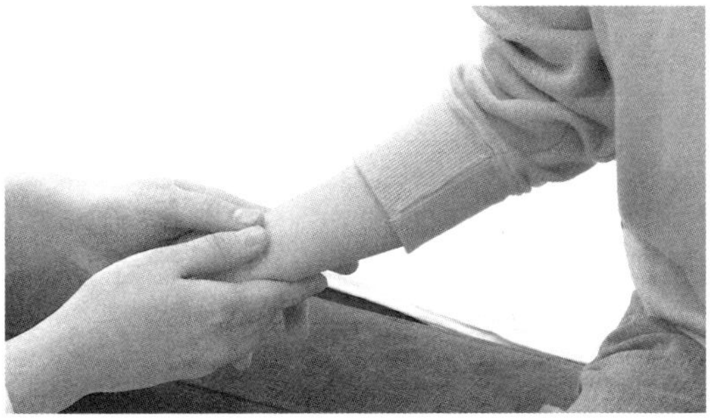

图 4-4　合推法

【注意事项】

（1）不可推破皮肤，一般需要辅以介质，随蘸随推。

（2）根据病情、部位和穴位的需要，注意掌握手法的方向、轻重、快慢，以求手法的补泻作用达到预期的疗效。

（3）操作时手法不可呆滞。

【技能训练】

（1）推坎宫、三关、天柱骨、膻中、七节骨等穴。

（2）旋推五经。

（3）分推膻中、腹阴阳、肩胛骨、大横纹等穴。

（4）合推阴阳。

二、揉法

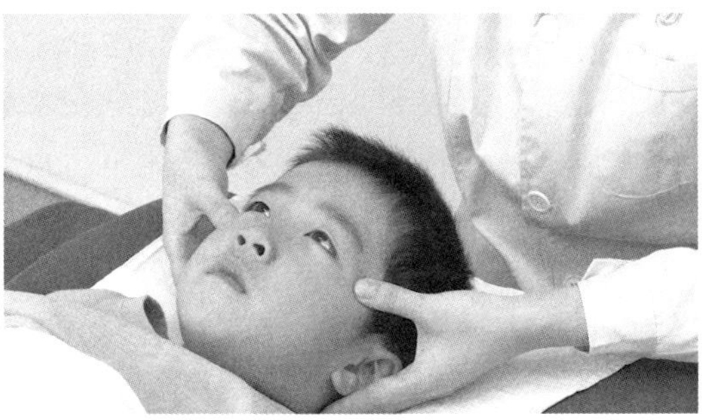

图 4-5　指揉法

【动作要领】　吸定皮肤，主动摆动，环旋揉动。

【操作方法】

1. 指揉法（图 4-5）

术者以拇指或中指的罗纹面或指端，或示指、中指、环指罗纹面着力，吸定于治疗部位或穴位上。

做轻柔和缓、小幅度、顺时针或逆时针方向的环旋揉动，使该处的皮下组织一起揉动。

2. 鱼际揉法（图 4-6）

术者以大鱼际部着力于施术部位上，稍用力下压。

腕部放松，前臂主动运动，通过腕关节带动着力部分在治疗部位上做环旋揉动，余同指揉法。

3. 掌根揉法（图 4-7）

术者以掌根部分着力，吸定在治疗部位上，稍用力下压。

腕部放松，以肘关节为支点，前臂做主动运动，带动腕部及着力部位做环转运动，余同指揉法。

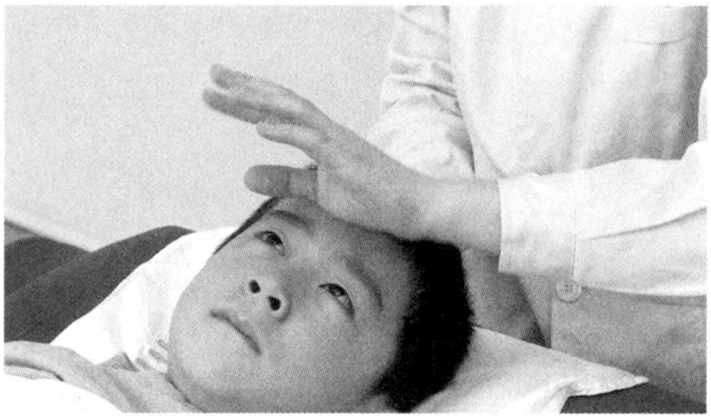

图 4-6　鱼际揉法

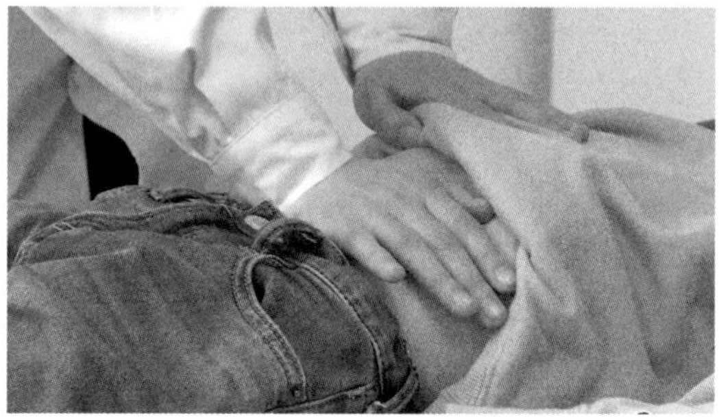

图 4-7　掌根揉法

【注意事项】

（1）揉法在操作时，着力部分既不能与小儿皮肤发生摩擦运动，也不能用力下压。

（2）揉法的动作与摩法相似，需注意区别，揉法着力相对较重，操作时要吸定治疗部位或穴位，并带动该处的皮下组织一起揉动；而摩法着力相对较轻，操作时仅在体表做抚摩，不带动该处的皮下组织。

（3）动作宜轻柔。

【技能训练】　揉板门、天突、乳根、中脘、腹部、足三里等穴。

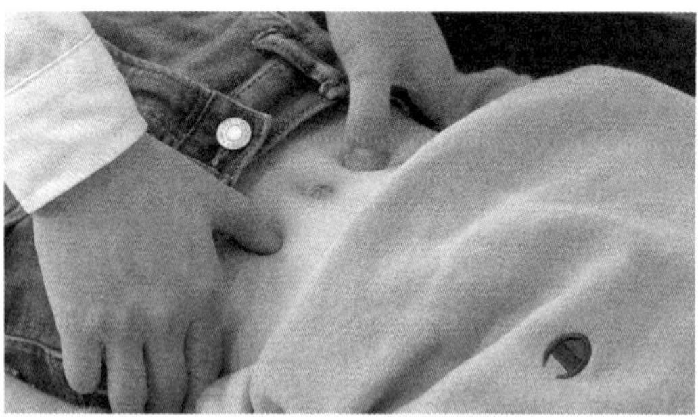

图 4-8　拇指按法

三、按法

【动作要领】　垂直方向，徐徐用力，按而留之。

【操作方法】

1. 指按法

（1）拇指按法（图 4-8）

术者拇指伸直，其余四指握空拳，起支持作用，以协同助力。

用拇指罗纹面或指端着力，吸定在治疗穴位上，垂直用力，向下按压，持续一定的时间，按而留之，然后放松，再逐渐用力向下按压。如此一压一放反复操作。

（2）中指按法（图 4-9）

术者中指指间关节、掌指关节略屈，稍悬腕。

用中指指端或罗纹面着力，吸定在治疗穴位上，垂直用力，向下按压。

余同拇指按法。

2. 掌按法（图 4-10）

术者腕关节背伸，五指放松伸直，用掌面或掌根着力，附着在治疗部位上。

垂直用力，向下按压，并持续一定的时间，按而留之。

余同拇指按法。

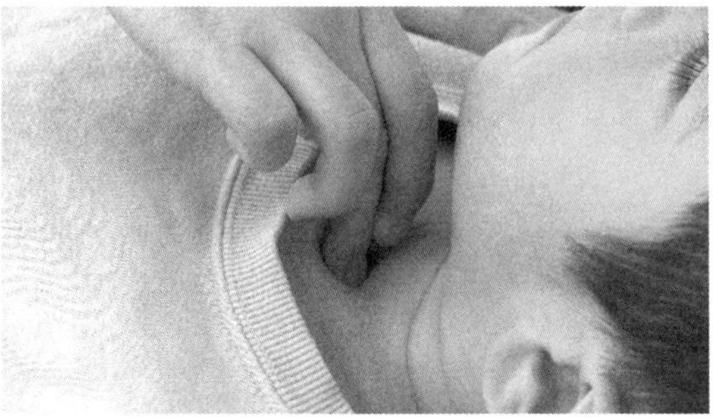

图 4-9　中指按法

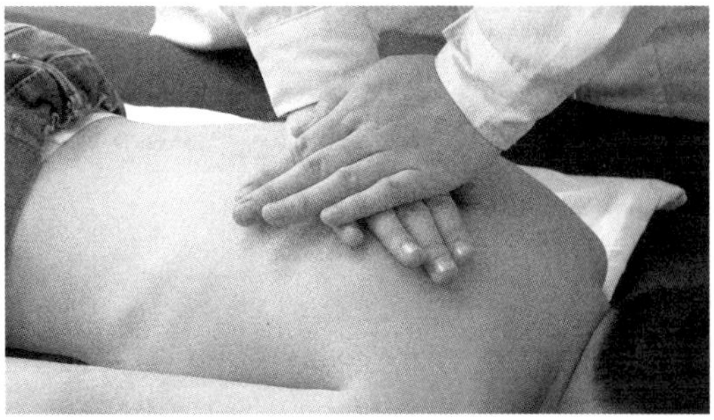

图 4-10　掌按法

【注意事项】

（1）操作时，切忌用暴力，以免造成组织损伤。

（2）按法结束时，不宜突然撤力，而应逐渐减轻按压的力量。

（3）按压时着力部分要紧贴体表的部位或穴位，不能移动。

【技能训练】　按血海、膝眼、足三里、三阴交等穴。

四、摩法

【动作要领】　环形而有节律地抚摩运动。

【操作方法】

1. 指摩法（图 4-11）

术者示指、中指、环指、小指四指并拢，掌指关节自然伸直，腕部微悬屈，以指掌面着力，附着在体表一定的部位或穴位上。

前臂主动运动，通过腕关节做顺时针或逆时针方向的环形摩动。

2. 掌摩法（图 4-12）

术者指掌自然伸直，腕关节微背伸，以掌面着力，附着在体表一定部位上。

余同指摩法。

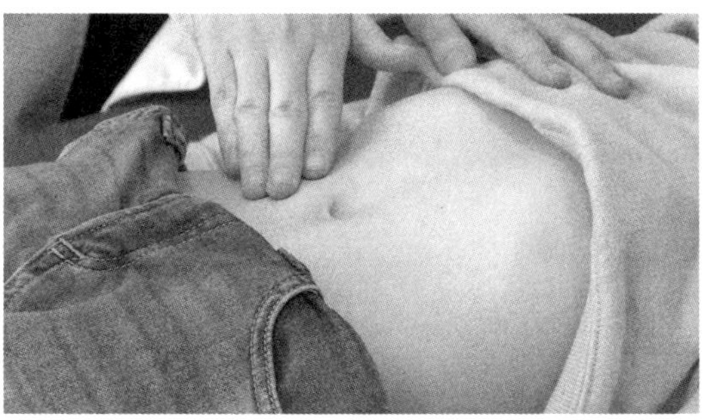

图 4-11　指摩法

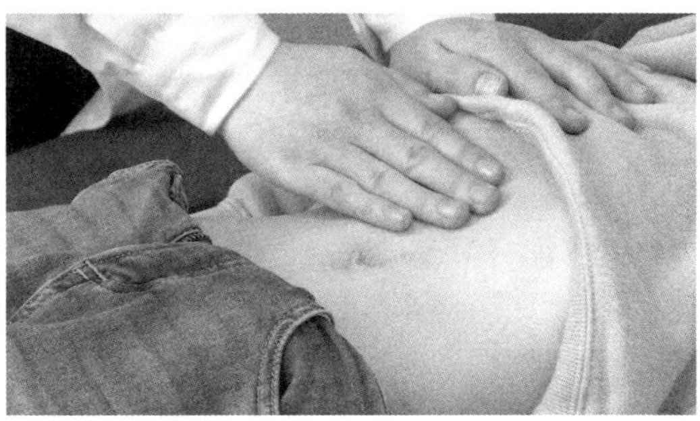

图 4-12　掌摩法

【注意事项】 同成人推拿手法中的摩法。

【技能训练】 摩腹，摩中脘、关元等穴。

五、掐法

【动作要领】 拇指指甲着力，进行切掐。

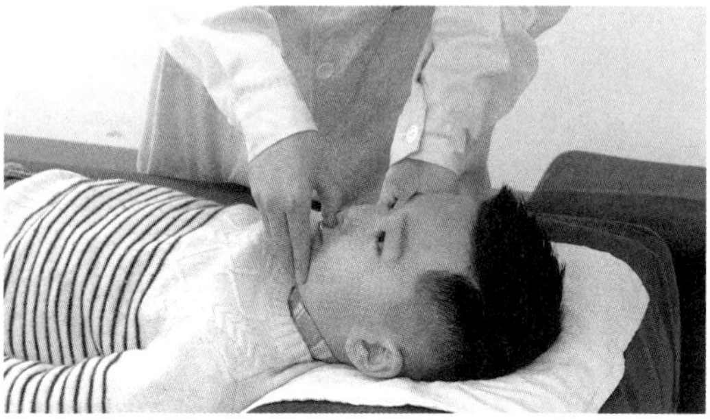

图 4-13 掐法

【操作方法】

术者以拇指指甲为着力点，对小儿体表穴位进行按压（图 4-13）。

操作时，宜垂直用力按压，逐渐用力，以求深透，不可掐破皮肤。

掐法施用次数一般以 5～6 次为宜。

【注意事项】

（1）掐法是强刺激手法之一，不宜反复长时间操作，更不能掐破皮肤。

（2）掐后常继用揉法，以缓和刺激，减轻局部的疼痛或不适感。

【技能训练】 掐水沟、十宣、五指节、二扇门、上马、外劳宫、威灵、精宁、膊阳池等穴。

六、捏法

【动作要领】 拇指与其他手指相对挤压，捏、提、捻、推，逐渐移动。

【操作方法】

术者双手呈握拳状，用示指中节桡侧缘顶住小儿皮肤，拇指前按，两指同时对称用力提拿皮肤，双手交替轻轻挤压、捻动，缓慢向前移动。

术者双腕下垂，拇指伸直，指面向前，用拇指桡侧缘顶住小儿皮肤，示、中指前按，三指同时对称用力捏拿小儿皮肤，双手交替轻轻挤压、捻动，缓慢向前移动（图 4-14）。

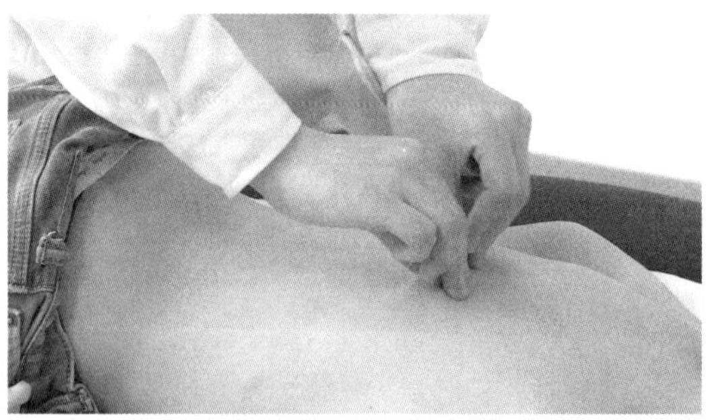

图 4-14 捏法

用指相对着力于小儿脊柱两侧肌肉，自龟尾旁捏、提、捻、推至大椎旁。一般连续操作 5～6 遍。若需加强手法刺激，则在捏至最后一遍时每捏三次，双手在同一平面同时用力向上提拉一次，常用捏三提一法。

【注意事项】

（1）捏脊时要用手指罗纹面着力，不能以指端着力挤捏，更不能将肌肤拧转，或用指甲掐压肌肤，否则容易导致疼痛。

（2）捏拿肌肤应适当，捏拿肌肤过多，则动作呆滞不易向前推进；捏拿肌肤过少则易滑脱。

（3）用力要适当，过重也易导致疼痛，过轻则不易得气。

（4）挤压向前推进移动时，需做直线移动，不可歪斜。

（5）捏法靠慢功奏效，不可急于求成。

【技能训练】　双手从下向上捏脊或从上向下捏脊。如此往返，紧捏慢移。

七、运法

【动作要领】　在体表做环形或弧形移动。

【操作方法】

术者以一手托握小儿肢体，使被操作的部位或穴位平坦向上（图 4-15）。

另一手以拇指或示指、中指的罗纹面着力，在体表做环形或弧形移动，动作宜轻不宜重，指端在皮表进行，不宜带动皮下组织。

动作速度宜缓不宜急，频率为 80～120 次/分。

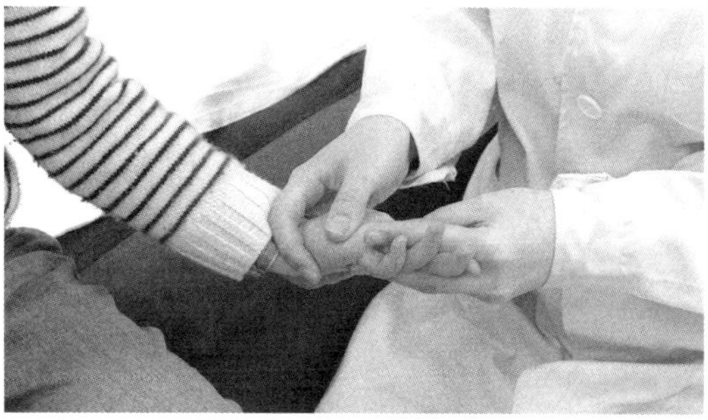

图 4-15　运法

【注意事项】

（1）操作时，术者着力部分要轻贴小儿体表。

（2）运法的操作较推法和摩法轻而缓慢，幅度较旋推法为大。运法的方向常与补泻有关，操作时应视病情需要而选用。

（3）操作时一般可配合使用润滑剂作为介质，以保护小儿皮肤。

【技能训练】　运内八卦、运内劳宫、运水入土、运土入水等。

八、捣法

【动作要领】　利用指间关节有节奏地叩击穴位。

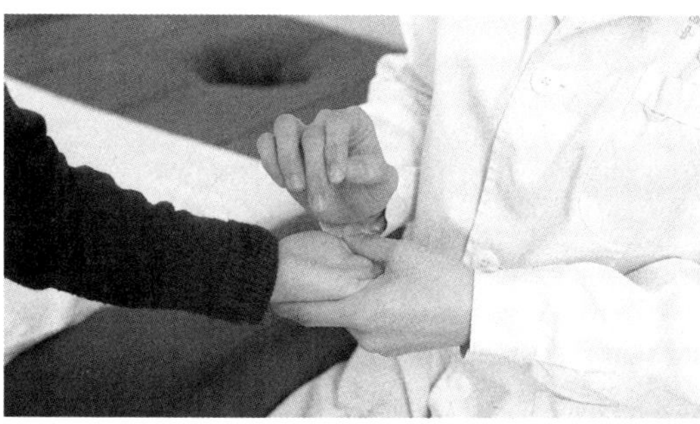

图 4-16　捣法

【操作方法】

术者以一手握持住小儿示指、中指、环指、小指四指，使其手掌向上（图 4-16）。

另一手的中指指端或示指、中指屈曲后的第一指间关节突起部着力，其他手指自然屈曲。

前臂主动运动，通过腕关节的屈伸运动，带动着力部位有节奏地叩击穴位 5～20 次。

【注意事项】

（1）捣击时不要用暴力。

（2）操作前要将指甲修剪圆钝、平整，以免损伤小儿肌肤。

【技能训练】　捣小天心。

任务二　小儿推拿特定穴位

一、头面颈项部穴位

1. 天门（攒竹）

定位：两眉中点至前发际呈一直线。

操作：两拇指自下而上从两眉中点交替直推至前发际，称开天门，又称推攒竹（图 4-17）。推 30～50 次。

2. 坎宫（眉弓）

定位：自眉头起沿眉向眉梢呈一横线。

操作：两拇指自眉心向两侧眉梢做分推（余双手四指分别固定于小儿头部两侧），称推坎宫，亦称分头阴阳、推眉弓（图 4-18）。推 30～50 次。

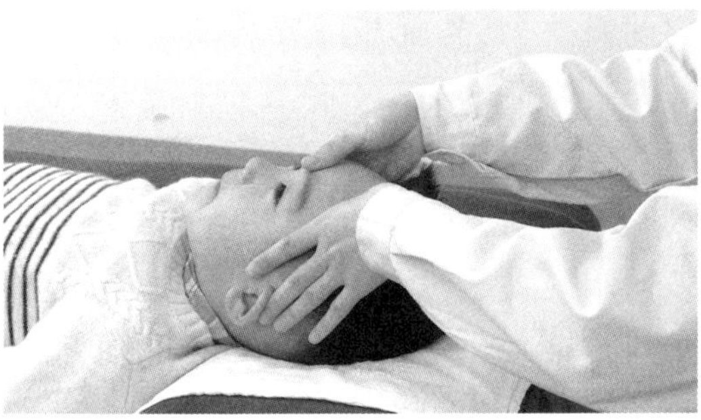

图 4-17　开天门

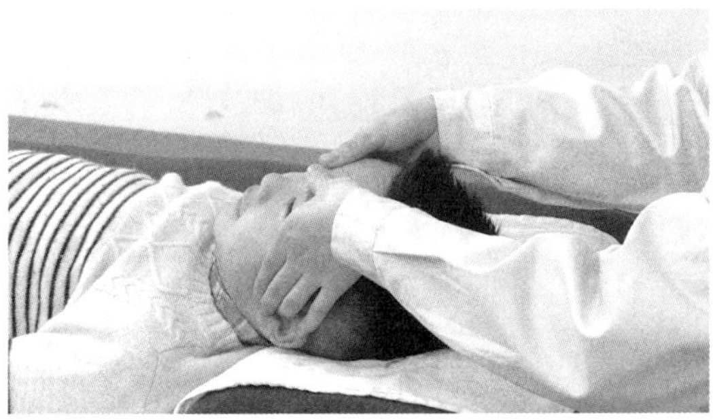

图 4-18　推坎宫

3. 太阳

定位：两眉梢后凹陷处。

操作：两拇指桡侧自前向后直推，称推太阳。用中指罗纹面揉该穴，称揉太阳或运太阳。向眼方向揉为补，向耳方向揉为泻。推或揉 30～50 次。

4. 印堂（眉心）

定位：两眉头连线的中点处。

操作：中指指端点按该穴，称按印堂。拇指指端揉该穴，称揉印堂（揉眉心）。拇指指甲掐该穴，称掐印堂。按 5～10 次，揉 10～20 次，掐 3～5 次。

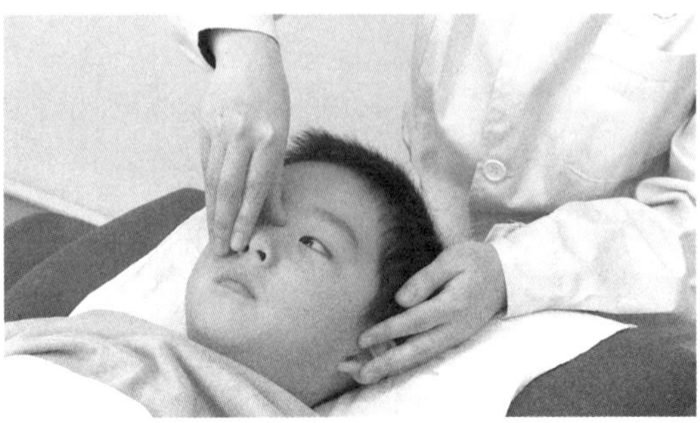

图 4-19　掐山根

5. 山根

定位：两目内眦中间，鼻梁上低凹处。

操作：拇指指甲掐该穴，称掐山根（图 4-19）。掐 3～5 次。

6. 准头（鼻准）

定位：鼻尖端。

操作：用拇指指甲掐，称掐准头。掐 3～5 次。

7. 人中（水沟）

定位：人中沟正中线上 1/3 与下 2/3 交界处。

操作：拇指指甲掐该穴，称掐人中。掐 5～10 次或小儿醒后即止。

8. 迎香

定位：鼻翼外缘中点旁，鼻唇沟中。

操作：示指、中指指端或两拇指桡侧按揉该穴，称揉迎香。用示指和中指分别在鼻翼两侧迎香上做上下搓摩动作，称黄蜂入洞法。揉 20～30 次。

9. 牙关（颊车）

定位：下颌角前上方约一横指，用力咀嚼时，咬肌隆起处。

操作：拇指或中指指端按或揉本穴，称为按牙关或揉牙关。按 5～10 次，揉 30～50 次。

10. 囟门

定位：前发际正中直上 2 寸，百会前骨陷中。

操作：两手扶小儿头，两拇指自前发际向该穴交替推（囟门未合时，仅推至边缘），称推囟门。拇指端或掌心轻揉本穴称揉囟门。指掌面或掌心摩本穴，称为摩囟门。推或揉 30～50 次，摩 3～5 分钟。

11. 百会

定位：头顶正中线与两耳尖连线的交点处。

操作：拇指罗纹面或掌心按、揉该穴，称按百会或揉百会。按 3～5 次，揉 30～50 次。

12. 耳后高骨

定位：耳后入发际，乳突后缘下凹陷中。

操作：拇指或中指指端揉该穴，称揉耳后高骨（图 4-20）。拇指推运该穴，称运耳后高骨。揉或运 30～50 次。

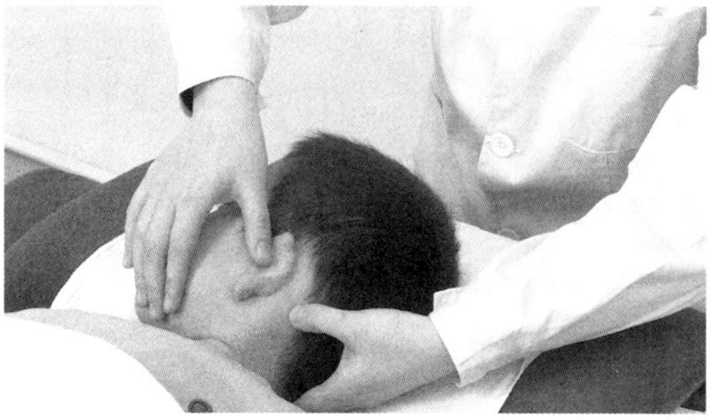

图 4-20　揉耳后高骨

13. 风池

定位：颈后枕骨之下，胸锁乳突肌与斜方肌之间，平风府。

操作：单手拇指与示指或两手中指分别放在两侧风池上，相对用力拿之，称拿风池。拿 5～10 次。

14. 天柱骨

定位：颈后发际正中起至大椎呈一直线。

操作：拇指或示指、中指罗纹面自上而下直推，称推天柱骨（图 4-21）。或用汤匙或刮痧板边缘蘸水自上向下刮，刮至皮下轻度瘀血即可，称刮天柱。推 100～300 次。

15. 桥弓

定位：在颈部两侧，沿胸锁乳突肌呈一直线。

操作：拇指罗纹面自上而下推抹该处，称抹桥弓。拇指罗纹面与示、中二指罗纹面相对用力拿捏该处，称拿桥弓（图 4-22）。示、中、环指揉该处，称揉桥弓。抹 50 次，拿 3～5 次，揉 30 次。

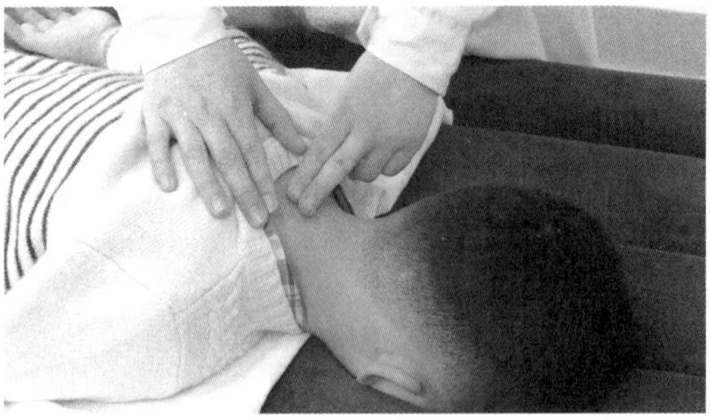

图 4-21 推天柱骨

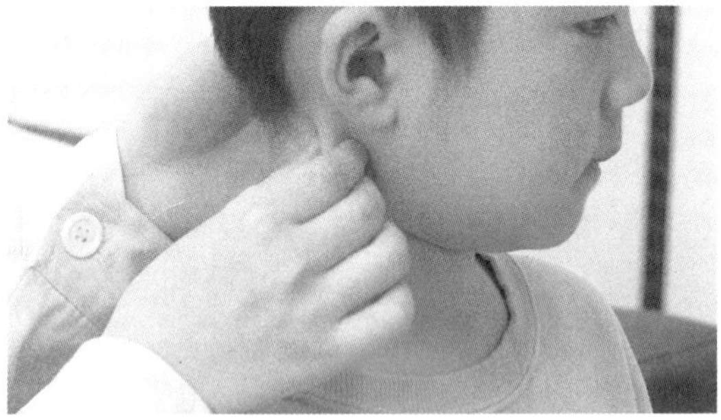

图 4-22 拿桥弓

二、胸腹部穴位

1. 天突

定位：胸骨上窝中央凹陷处。

操作：中指指端按或揉该穴，称按天突或揉天突。示指或中指指端微屈，向下用力点该穴，称点天突。两手拇指、示指捏挤天突，至皮下淤血呈红紫色，称捏挤天突。按揉 10～30 次，点 3～5 次。

2. 膻中

定位：两乳头连线中点处。

操作：中指指端揉该穴，称揉膻中。两手拇指自膻中向两旁分推至乳头，称为分推膻中。示、中指自胸骨切迹向下推至剑突，称推膻中。推或揉 50～100 次。

3. 乳根

定位：乳头直下 0.2 寸，第 5 肋间隙。

操作：双手拇指或中指指端置于两侧乳根，同时揉动，称揉乳根。揉 30～50 次。

4. 乳旁

定位：乳头外旁开 0.2 寸。

操作：双手拇指或中指指端置于两侧乳旁，同时揉动，称揉乳旁。揉 30～50 次。

5. 胁肋

定位：从两腋下两胁至天枢处。

操作：两手掌从两腋下自上而下搓摩至两侧天枢处，称搓摩胁肋，又称按弦走搓摩。搓摩 50～100 次。

6. 中脘（太仓）

定位：脐中上 4 寸。

操作：指端或掌根按揉该穴，称揉中脘。掌心或四指指掌面摩该穴，称摩中脘。示指、中指罗纹面自中脘向上直推至喉下，或自喉往下推至中脘，称推中脘，又称推胃脘。揉 100～300 次，摩 3～5 分钟，推 100～300 次。

7. 腹

定位：腹部。

操作：两手拇指沿肋弓角边缘或自中脘至脐，向两旁分推，称分推腹阴阳（图 4-23A）。

用掌心或四指指掌面摩腹部，称摩腹（图 4-23B）。逆时针摩为补，顺时针摩为泻，往返摩之为平补平泻。分推 100～200 次，摩 3～5 分钟。

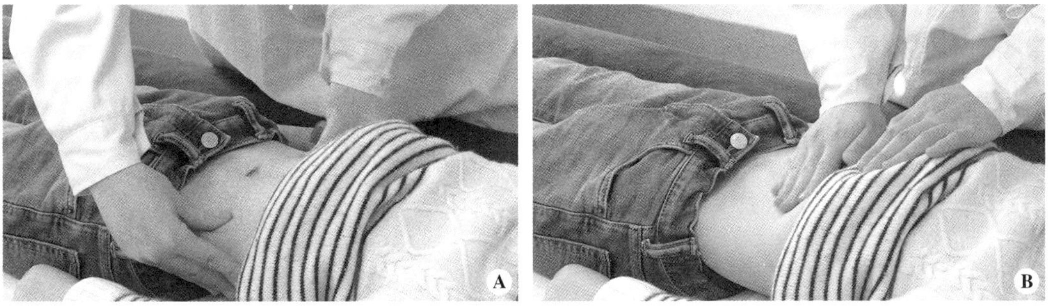

图 4-23　分推腹阴阳（A）和摩腹（B）

8. 脐（神阙）

定位：肚脐。

操作：中指指端或掌根揉，称揉脐。指掌面摩称摩脐，逆时针摩或揉为补；顺时针摩或揉为泻；往返揉或摩之为平补平泻。揉 100～300 次，摩 3～5 分钟。

9. 天枢

定位：脐中旁开 2 寸。

操作：示指或中指指端按揉，称揉天枢。揉 50～100 次。

10. 丹田

定位：小腹部，脐中下 2 寸与 3 寸之间。

操作：掌面摩，称摩丹田，拇指或中指指端揉，称揉丹田（图 4-24）。摩 3～5 分钟，揉 50～100 次。

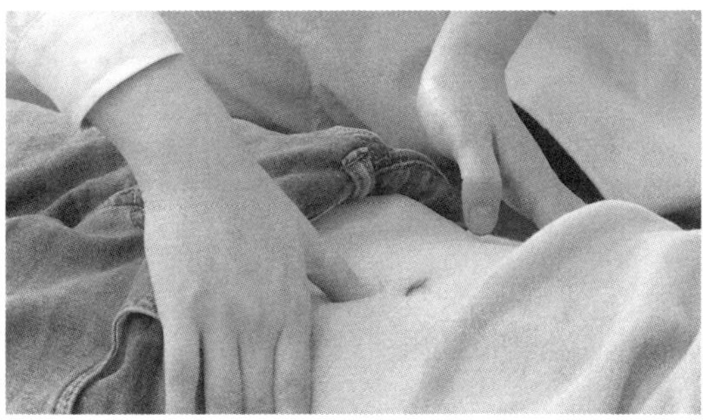

图 4-24　揉丹田

11. 肚角

定位：脐中下 2 寸，旁开 2 寸两大筋处。

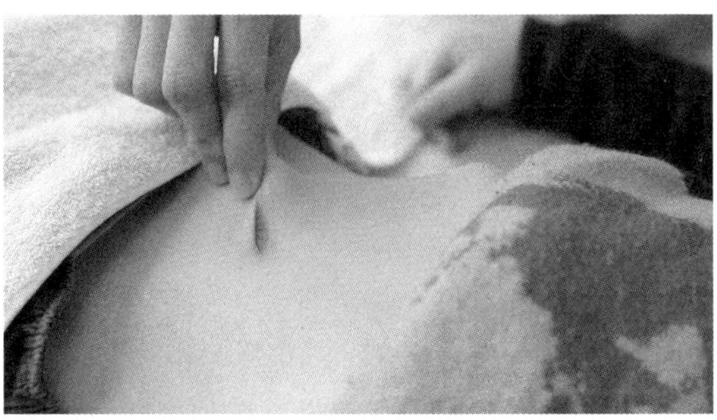

图 4-25　拿肚角

操作：用拇、示、中三指做拿法，称拿肚角（图 4-25）。用中指指端按该处，称按肚角。拿 3～5 次。

三、腰背骶部穴位

1. 肩井

定位：大椎与肩峰连线的中点，肩部筋肉处。

操作：双手拇指与示指、中指相对着力，适当用力一紧一松交替提拿该处筋肉，称拿肩井，拇指或中指指端按揉该穴，称按揉肩井。拿 3～5 次，按揉 10～30 次。

2. 大椎（百劳）

定位：第 7 颈椎棘突下凹陷中。

操作：拇指、中指指端或罗纹面揉该穴，称揉大椎。双手拇指与示指相对着力，用力将大椎周围的皮肤捏起，至局部皮肤出现紫红色瘀斑为度，称提捏大椎。屈曲的示指、中指蘸水，在大椎上提挤其肌肤，至局部皮肤出现紫红色瘀斑为度，称提挤大椎。用汤匙或刮痧板光滑边缘蘸水或油，在大椎上下刮动，至局部皮肤出现轻度瘀血为度，称刮大椎。揉 30～50 次。

3. 风门（热府）

定位：第 2 胸椎棘突下，旁开 1.5 寸。

操作：两手拇指罗纹面或单手示指、中指指端在风门上做按法或揉法，称按风门或揉风门。按或揉 20～30 次。

4. 肺俞

定位：第 3 胸椎棘突下，旁开 1.5 寸。

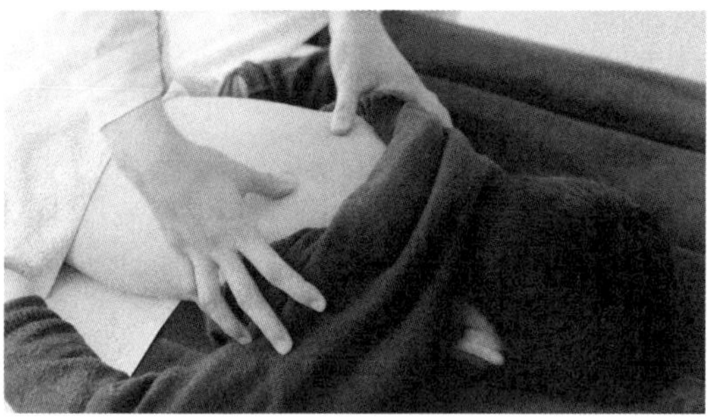

图 4-26 推肺俞

操作：两手拇指或单手示、中二指指端按揉该穴，称按揉肺俞。两手拇指罗纹面分别沿肩胛骨内缘自上而下做分向推动，称推肺俞（图 4-26），又称分推肩胛骨。按揉 50～100 次，推 100～300 次。

5. 脾俞

定位：第 11 胸椎棘突下，旁开 1.5 寸。

操作：拇指罗纹面在一侧或两侧脾俞上揉动，称揉脾俞。揉 50～100 次。

6. 肾俞

定位：第 2 腰椎棘突下，旁开 1.5 寸。

操作：两手拇指或单手示、中指指端按揉该穴，称按揉肾俞。按揉 50～100 次。

7. 脊柱

定位：后正中线上，大椎至长强呈一直线。

操作：示、中指指掌面自上而下做直推，称推脊柱（图 4-27）。双手用捏法自下而上捏起皮肉，称捏脊，常捏三提一。捏之前先在背部轻轻按摩，使肌肉放松。推 100～300 次，捏 3～5 次。

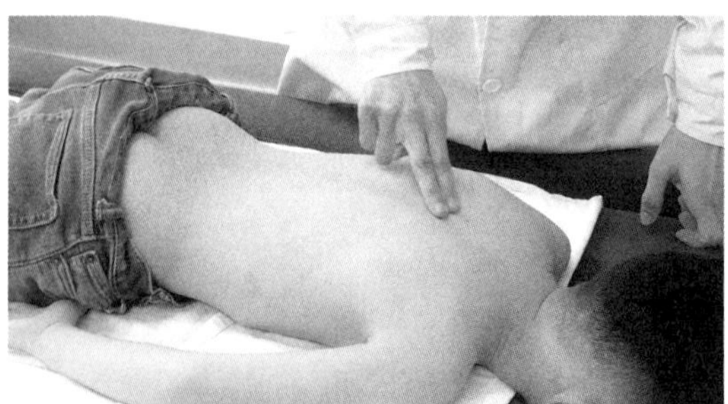

图 4-27 推脊柱

8. 七节骨

定位：第 4 腰椎（腰阳关）至尾椎骨端（长强）呈一直线。

操作：拇指桡侧面或示、中指指掌面自下向上直推，称推上七节骨（图 4-28）；自上向下直推，称推下七节骨。推 100～300 次。

9. 龟尾（长强）

定位：尾椎骨端。

操作：拇指或中指指端于龟尾上揉动，称揉龟尾（图 4-29）。用拇指爪甲掐龟尾，称掐龟尾。揉 100～300 次，掐 3～5 次。

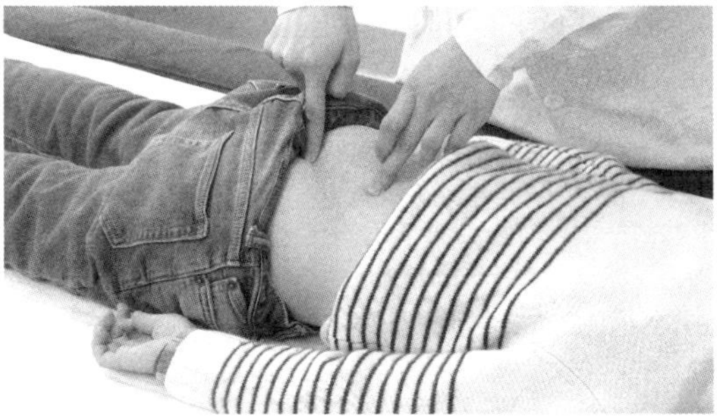

图 4-28　推上七节骨

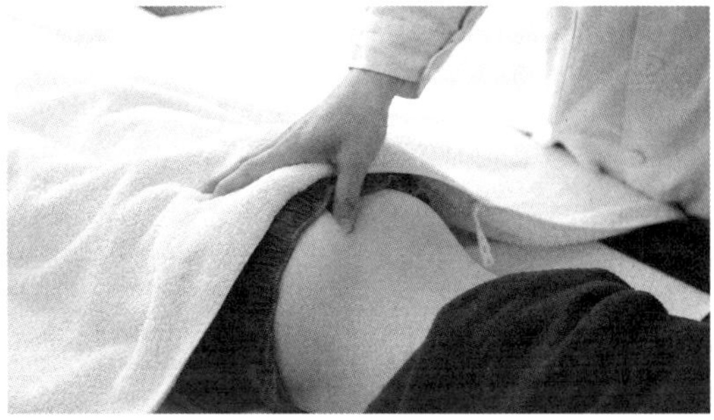

图 4-29　揉龟尾

四、上肢部穴位

1. 脾经

定位：拇指末节罗纹面或拇指桡侧缘，自指尖直至指根赤白肉际处。

操作：将小儿拇指微屈，术者拇指罗纹面沿小儿拇指指尖桡侧缘向指根方向直推为补，称补脾经（图 4-30A）。术者拇指罗纹面自小儿指根方向直推至指尖为清，称清脾经（图 4-30B）。术者往返直推为平补平泻，称调脾经。术者旋推拇指末节罗纹面为补，称旋推脾经（图 4-31）。补脾经、清脾经和调脾经统称为推脾经。推 100～500 次。

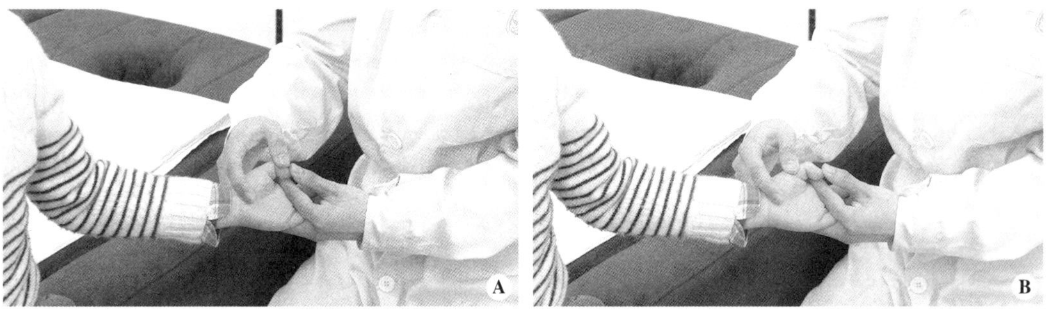

图 4-30　补脾经（A）和清脾经（B）

2. 肝经

定位：示指末节罗纹面。

操作：术者拇指罗纹面自小儿示指尖向掌面末节方向直推为补，称补肝经。术者拇指罗纹面自小儿示指掌面末节向指尖方向直推为清，称清肝经（图 4-32）。补肝经和清肝经统称为推肝经。推 100～500 次。

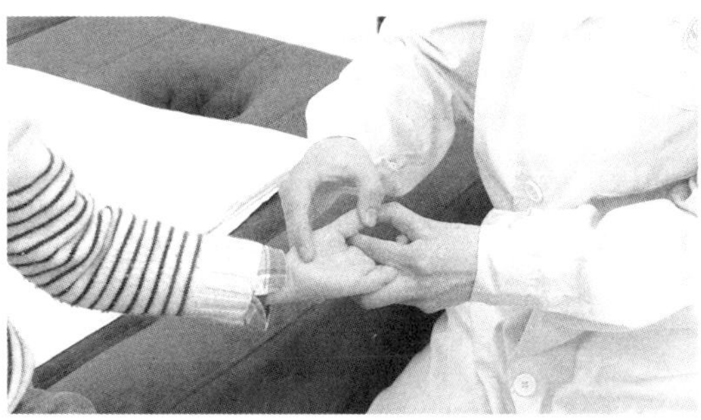

图 4-31　旋推脾经

3. 心经

定位：中指末节罗纹面。

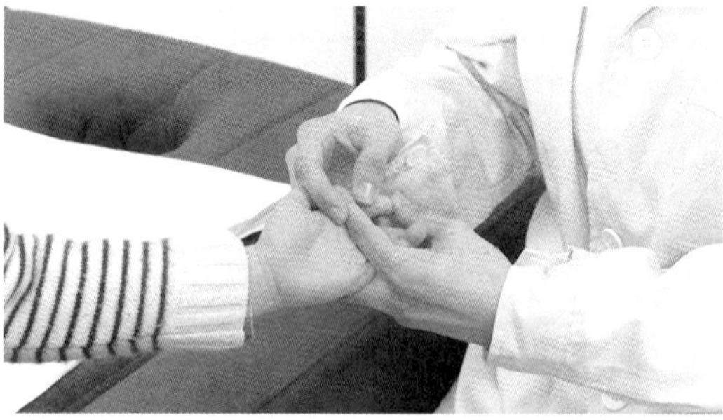

图 4-32 清肝经

操作：术者拇指罗纹面自小儿中指尖向中指掌面末节方向直推为补，称补心经。术者拇指罗纹面自小儿中指掌面末节向中指尖方向直推为清，称清心经（图 4-33）。补心经和清心经统称为推心经。推 100～500 次。

4. 肺经

定位：环指末节罗纹面。

操作：术者一手持小儿环指，另一手拇指罗纹面旋推小儿环指末节罗纹面，称补肺经（图 4-34）。术者拇指罗纹面自小儿环指掌面末节向指尖方向直推为清，称清肺经。补肺经和清肺经统称为推肺经。推 100～500 次。

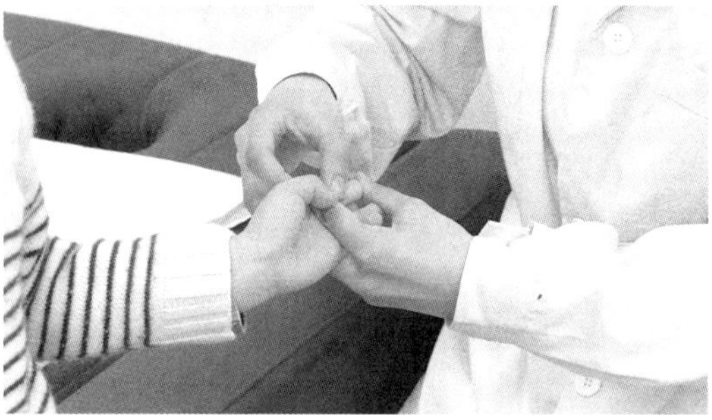

图 4-33 清心经

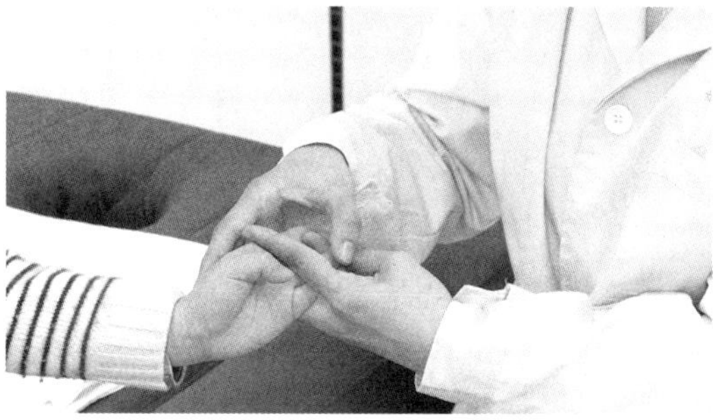

图 4-34 补肺经

5. 肾经

定位：小指末节罗纹面。

操作：术者拇指罗纹面自小儿小指掌面末节向指尖方向直推为补，称补肾经（图 4-35）。术者拇指罗纹面自小指指尖向掌面末节方向直推为清，称清肾经。补肾经和清肾经统称为推肾经。推 100～500 次。

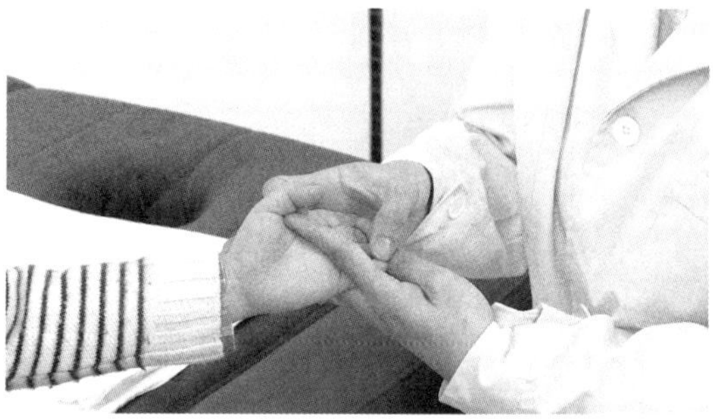

图 4-35 补肾经

6. 五经

定位：五手指末节罗纹面，即脾、肝、心、肺、肾经。

操作：术者以一手夹持小儿五指以固定，另一手以拇指或中指端由小儿拇指尖至小指尖做运法，或用拇指甲逐一掐揉，称运五经或掐揉五经。小儿俯掌且五指并拢，术者一手持小儿手掌，另一手拇指置其掌背之上，余四指在掌面向指端方向直推，称推五经。运 50～100 次，掐揉 3～5 次，推 50～100 次。

7. 大肠

定位：示指桡侧缘，自示指尖至虎口呈一直线。

操作：术者拇指罗纹面由小儿示指指尖直推向虎口为补，称补大肠。术者拇指罗纹面由小儿虎口直推向示指尖，称清大肠。补大肠和清大肠统称为推大肠。推 100～300 次。

8. 小肠

定位：小指尺侧边缘，自指尖至指根呈一直线。

操作：术者拇指罗纹面由小儿小指指尖直推向指根为补，称补小肠。术者拇指罗纹面由小儿指根直推向小指指尖，称清小肠。补小肠和清小肠统称为推小肠。推 100～300 次。

9. 肾顶

定位：小指顶端。

操作：术者中指或拇指指端按揉小儿小指顶端，称揉肾顶（图 4-36）。揉 100～500 次。

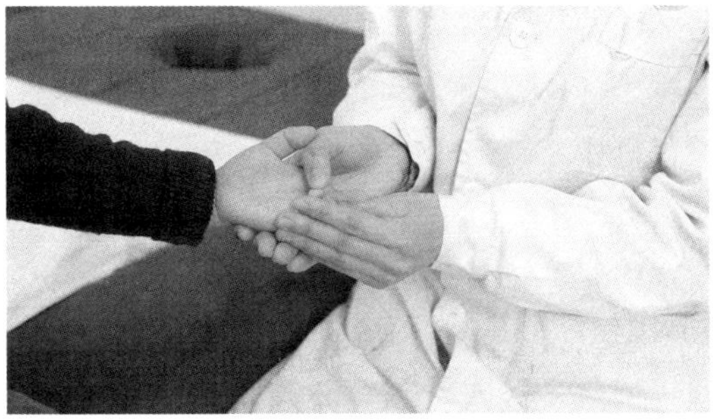

图 4-36　揉肾顶

10. 肾纹

定位：手掌面，小指第二指间关节横纹处。

操作：中指或拇指指端按揉本穴，称揉肾纹。揉 100～500 次。

11. 四横纹（四缝）

定位：手掌面，示指、中指、环指、小指的第一指间关节横纹处。

操作：小儿四指并拢，术者拇指桡侧从小儿示指横纹推向小指横纹，称推四横纹。术者拇指指甲依次掐揉小儿的四横纹，称掐四横纹。推 100～300 次，掐揉各 3～5 次。

12. 小横纹

定位：手掌面，示指、中指、环指、小指的掌指关节横纹处。

操作：术者拇指桡侧自小儿示指或小指的掌指关节横纹处来回推，称推小横纹。术者拇指指甲依次掐揉小儿的小横纹，称掐小横纹。推 100～300 次，掐揉各 3～5 次。

13. 掌小横纹

定位：手掌面，小指根下，尺侧掌纹头。

操作：术者中指或拇指指端按揉小儿的掌小横纹，称揉掌小横纹。揉 100～500 次。

14. 胃经

定位：大鱼际桡侧，赤白肉际处。

操作：术者拇指罗纹面自小儿指根向掌根方向直推为补，称补胃经。由掌根向指根方向直推为清，称清胃经。补胃经和清胃经统称推胃经。推 100～500 次。

15. 板门

定位：手掌大鱼际平面。

操作：术者拇指或示指在小儿大鱼际平面做揉法，称揉板门（图 4-37A）。术者拇指桡侧自小儿拇指根推向腕横纹，称板门推向横纹（图 4-37B）；自腕横纹推向拇指根，称横纹推向板门。推 100～300 次，揉 50～100 次。

16. 内劳宫

定位：手掌心中，握拳时中指端处。

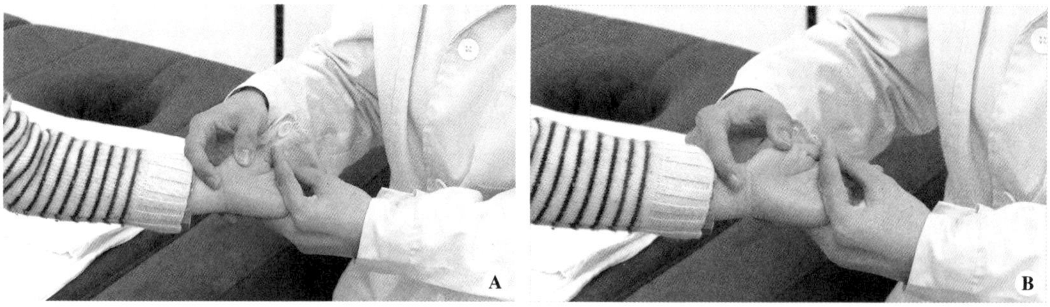

图 4-37 揉板门（A）和板门推向横纹（B）

操作：拇指或中指指端揉该穴，称揉内劳宫。术者拇指指端自小儿小指根掐运，经掌小横纹、小天心至内劳宫，称运内劳宫（水底捞明月）。揉 100～300 次，运 10～30 次。

17. 内八卦

定位：手掌面，以掌心为圆心，以圆心至中指根横纹内 2/3 和外 1/3 交界点为半径，画一圆圈，内八卦即在此圆圈（对小天心者为坎，对中指指根者为离，在拇指侧离至坎半圆的中点为震，在小指侧半圆的中点为兑）共八个方位（即乾、坎、艮、震、巽、离、坤、兑）上。

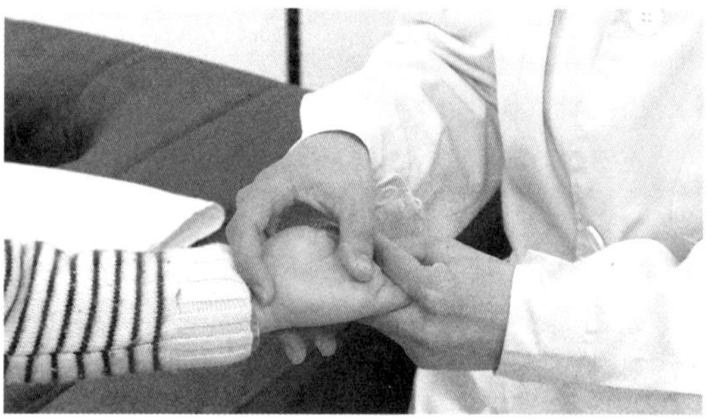

图 4-38 运内八卦

操作：术者一手持小儿四指，拇指按在小儿离卦处，掌心向上，用另一手拇指罗纹面自小儿乾向坎运至兑为一遍，途经离时轻轻而过，周而复始，顺时针运，称顺运八卦，又称运内八卦（图 4-38）。从兑卦逆时针运至乾卦称为逆运八卦。此外，尚有分运八卦（①乾震顺运，自乾经坎、艮掐运至震；②巽兑顺运，自巽经离、坤掐运至兑；③离乾顺运，自离经坤、兑掐运至乾；④坤坎顺运，自坤经兑、乾掐运至坎；⑤坎巽顺运，自坎经艮、震掐运至巽；⑥艮离顺运，自艮经震、巽掐运至离；⑦巽坎逆运，自巽经震、艮掐运至坎）。揉艮宫是指用拇指罗纹面在艮宫揉运。运内八卦 100～300 次，分运内八卦 7～14 次，揉艮宫 100～200 次。

18. 小天心（鱼际交）

定位：手掌大小鱼际交接处凹陷中。

操作：中指指端揉该穴，称揉小天心。拇指指甲掐该穴，称掐小天心（图 4-39）。中指指尖或屈曲的指间关节捣，该穴称捣小天心。揉 100～300 次，掐 3～5 次，捣 10～30 次。

19. 运水入土、运土入水

定位：手掌面，拇指根至小指根，沿手掌边缘呈一条弧形曲线。

操作：术者拇指或中指罗纹面自小儿拇指根沿手掌边缘，经板门、小天心运至小指根，称运土入水；反向运称运水入土。运 100～300 次。

20. 总筋

定位：手掌面，掌后腕横纹中点。

操作：拇指或中指指端按揉该穴，称揉总筋。拇指指甲掐该穴，称掐总筋（图 4-40）。揉 100～300 次，掐 3～5 次。

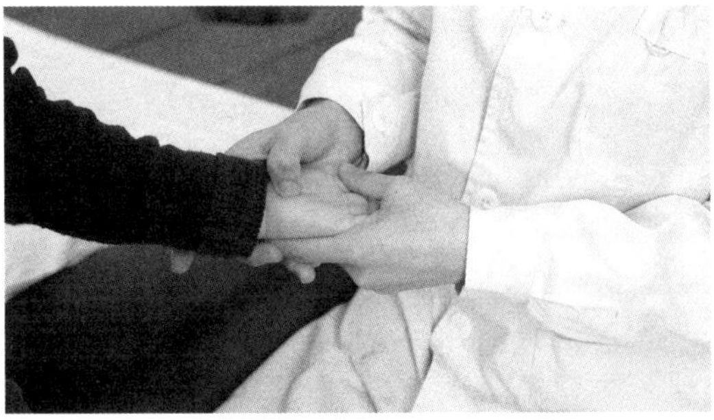

图 4-39　掐小天心

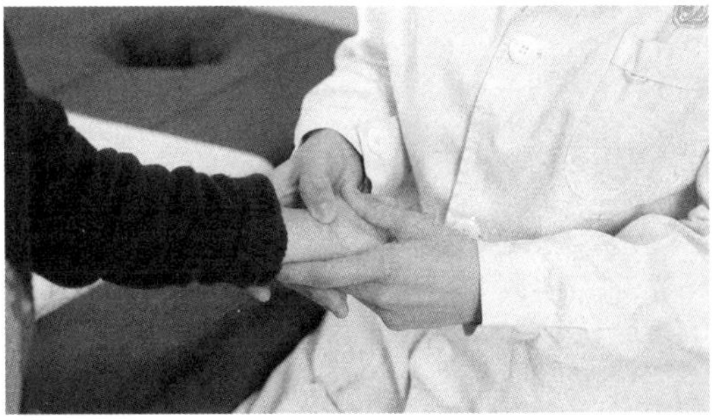

图 4-40　掐总筋

21. 大横纹（手阴阳）

定位：手掌面，掌后横纹处，近拇指端为阳池，近小指端为阴池。

操作：术者两手拇指罗纹面自小儿掌后横纹中（总筋）向两旁分推，称分推大横纹（图 4-41），又称分阴阳。自两旁（阴池、阳池）向总筋合推，称合阴阳。推 30～50 次。

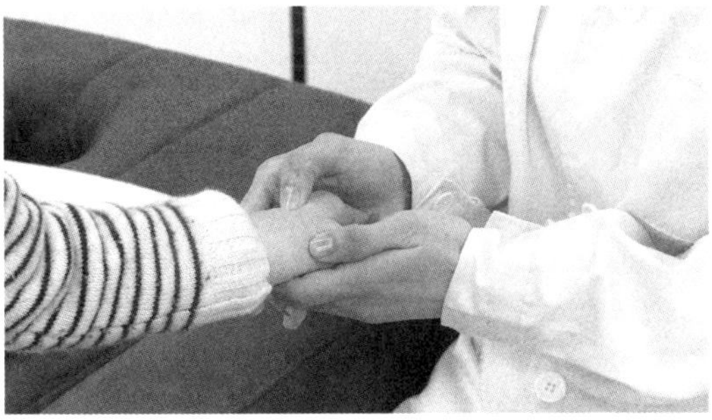

图 4-41　分推大横纹

22. 十宣（十王）

定位：手十指尖端，距指甲游离缘 0.1 寸，左右共十穴。

操作：小儿手指向上，术者拇指指甲逐一掐之，称掐十宣（图 4-42）。各掐 3～5 次，或小儿醒后即止。

23. 老龙

定位：中指指甲根正中点后 0.1 寸处。

操作：拇指指甲掐该穴，称掐老龙。掐 3～5 次，或小儿醒后即止。

24. 端正

定位：中指指甲根两侧赤白肉际处，桡侧称左端正，尺侧称右端正。

操作：拇指指甲掐或拇指罗纹面揉该穴，称掐、揉端正。掐 3～5 次，揉 30～50 次。

25. 五指节

定位：掌背，第一至第五指第一指间关节横纹处。

操作：拇指指甲逐个掐该穴，称掐五指节。拇指、示指逐个揉搓该穴，称揉五指节。各掐 3～5 次，揉搓 30～50 次。

26. 二扇门

定位：掌背，示指与中指及中指与环指指根交接处。

操作：拇指指甲掐该穴，称掐二扇门。拇指偏峰按揉该穴，称揉二扇门（图 4-43）。掐 3～5 次，揉 100～300 次。

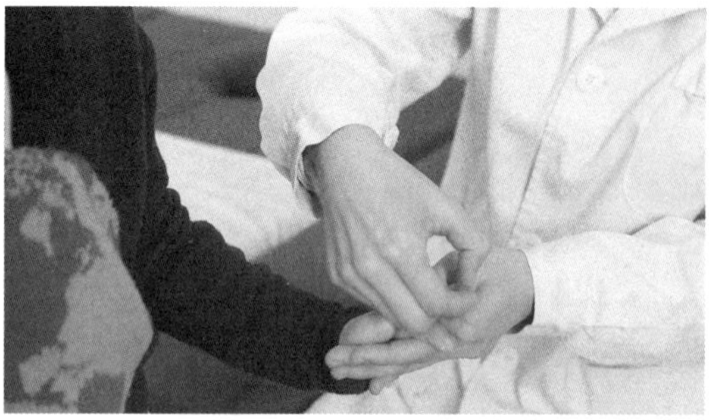

图 4-42 掐十宣

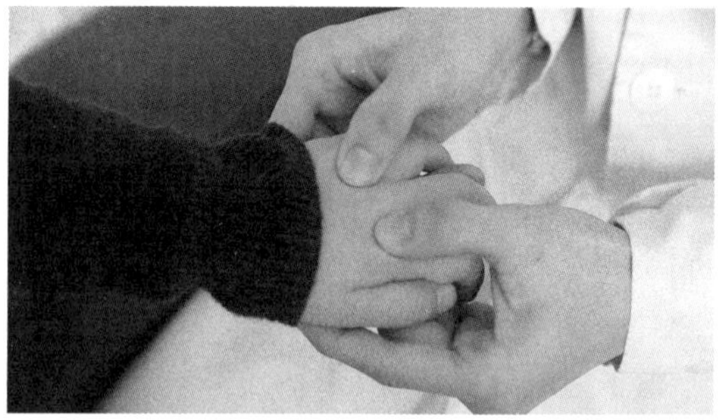

图 4-43 揉二扇门

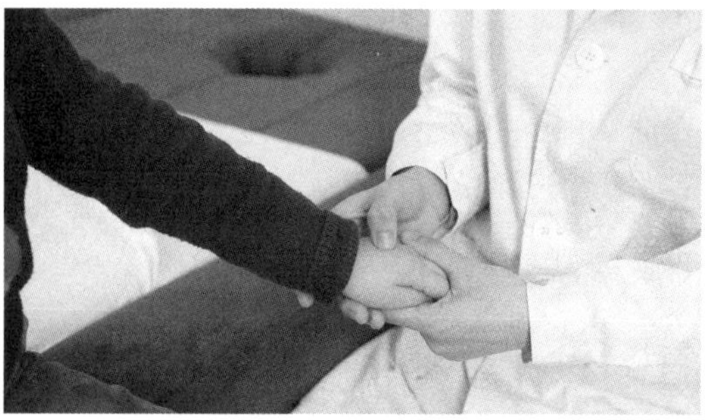

图 4-44 掐外劳宫

27. 上马

定位：手背，环指与小指掌指关节后凹陷中。

操作：拇指指甲掐该穴，称掐上马。拇指指端揉该穴，称揉上马。掐 3～5 次，揉 100～300 次。

28. 外劳宫

定位：手背正中央，与内劳宫相对处。

操作：中指指端揉该穴，称揉外劳宫。拇指指甲掐该穴，称掐外劳宫（图 4-44）。掐 3～5 次，揉 100～300 次。

29. 威灵

定位：手背，外劳宫旁，第二、三掌骨交接凹陷处。

操作：拇指指甲掐该穴，称掐威灵（图 4-45）。掐 3～5 次，或小儿醒后即止。

30. 精宁

定位：手背，第四、五掌骨交接凹陷处。

操作：拇指指甲掐该穴，称掐精宁。掐 5～10 次。

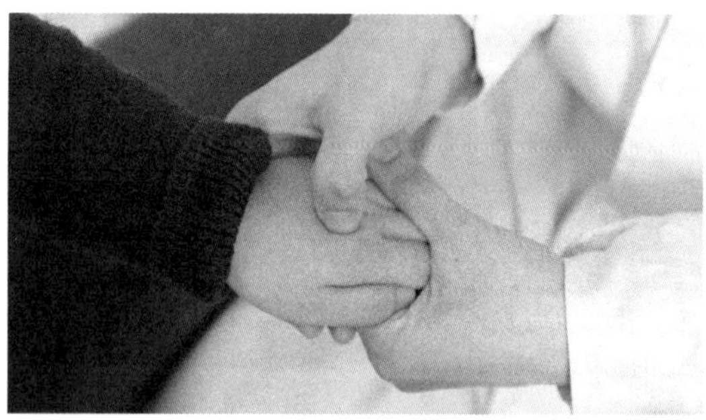

图 4-45 掐威灵

31. 外八卦

定位：手背，外劳宫周围，与内八卦相对的圆周。

操作：拇指在该穴上做顺时针方向的掐运，称运外八卦。运 100～300 次。

32. 一窝风

定位：手背，腕背横纹正中凹陷中。

操作：拇指或中指指端按揉该穴，称揉一窝风。揉 100～300 次。

33. 膊阳池

定位：手背，一窝风后 3 寸处。

操作：拇指或中指指端揉该穴，称揉膊阳池。拇指指甲掐该穴，称掐膊阳池。掐 3～5

次，揉 100～300 次。

34. 三关

定位：前臂桡侧，腕横纹（阳池）至肘横纹（曲池）呈一直线。

操作：术者拇指桡侧面或示、中指指掌面自小儿腕推向肘，称推三关（图 4-46）。小儿拇指屈曲，术者自小儿拇指外侧端推向肘，称为大推三关。推 100～300 次。

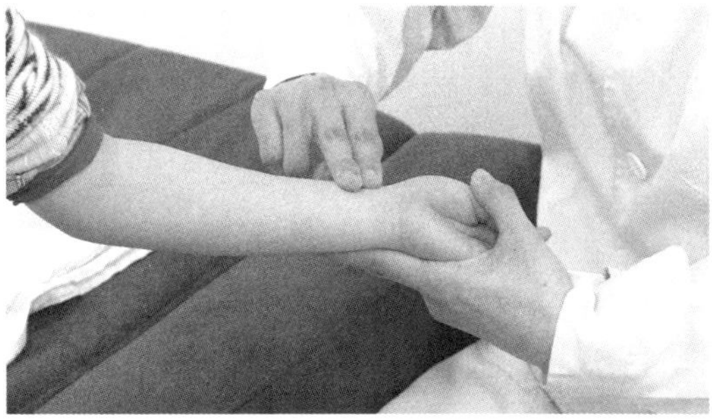

图 4-46　推三关

35. 天河水

定位：前臂掌侧正中，自腕横纹（总筋）至肘横纹（曲泽）呈一直线。

操作：术者示、中二指指掌面从小儿腕横纹起推至肘横纹，称清天河水（图 4-47）。术者示、中二指蘸水自总筋处，一起一落弹打如弹琴状，至小儿肘横纹（曲泽），同时一面用口吹气随之，称弹打河水或打马过天河。推 100～300 次，弹打 3～7 次。

36. 六腑

定位：前臂尺侧缘，肘横纹至腕横纹（阴池）呈一直线。

操作：术者拇指或示、中二指指掌面自小儿肘推至腕，称退六腑或推六腑（图 4-48）。推 100～300 次。

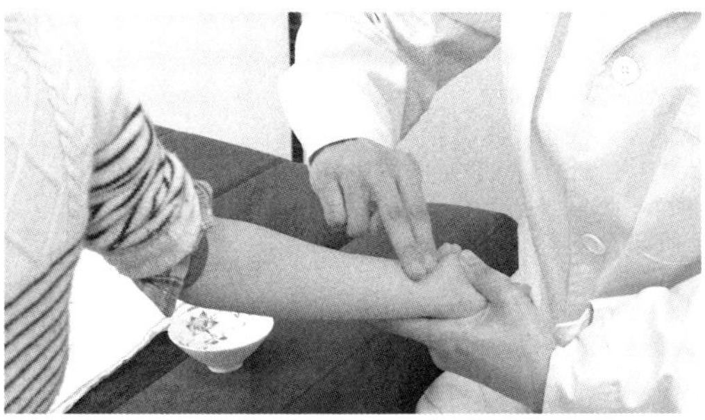

图 4-47　清天河水

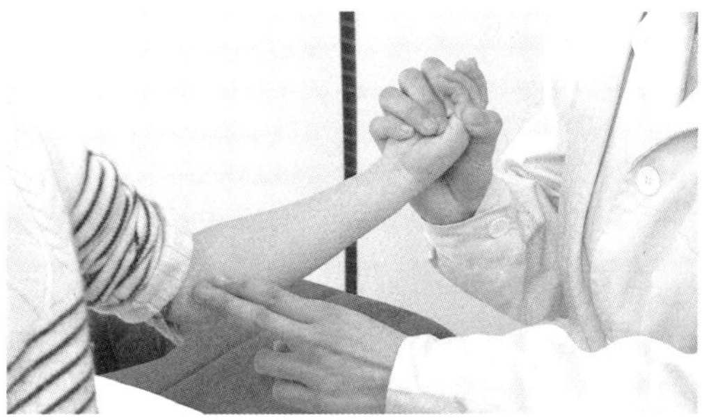

图 4-48　退六腑

五、下肢部穴位

1. 箕门

定位：大腿内侧，髌底内侧端至腹股沟呈一直线。

操作：术者示、中二指指掌面自小儿髌底内侧端至腹股沟部做直推法，称推箕门。推 100～300 次。

2. 百虫（血海）

定位：大腿内侧，髌底内侧端上 2 寸。

操作：拇指指端或罗纹面前 1/3 处稍用力按揉百虫，称按揉百虫法。拇指与示指、中指相对用力提拿百虫，称拿百虫法。按揉 10～30 次，拿 3～5 次。

3. 膝眼（鬼眼）

定位：屈膝，髌韧带两侧凹陷中。外侧凹陷称外膝眼；内侧凹陷称内膝眼。

操作：术者拇指指端或拇指、示指指端同时稍用力按压小儿一侧或内外两侧膝眼，称按膝眼。术者以单手或两手拇指罗纹面揉动小儿一侧或两侧膝眼，称揉膝眼。术者拇指指甲掐小儿一侧或两侧膝眼，称掐膝眼。按 10～20 次，揉 50～100 次，掐 3～5 次。

4. 足三里

定位：外膝眼下 3 寸，胫骨前缘旁开一横指。

操作：拇指指端或罗纹面按揉该穴，称按揉足三里。按揉 50～100 次。

5. 前承山

定位：胫骨前缘外侧，平外踝上缘上 8 寸，与后承山相对处。

操作：拇指指甲掐该穴，称掐前承山。拇指罗纹面揉该穴，称揉前承山。掐 3～5 次，揉 30～50 次。

6. 三阴交

定位：内踝尖直上 3 寸，胫骨后缘凹陷中。

操作：拇指或示指、中指罗纹面按揉该穴，称按揉三阴交。按揉 20～30 次。

7. 解溪

定位：足背踝关节前横纹中点，趾长伸肌腱与䠂长伸肌腱之间的凹陷中。

操作：拇指指甲掐解溪，称掐解溪。拇指指端或罗纹面揉该穴，称揉解溪。掐 3～5 次，揉 50～100 次。

8. 丰隆

定位：外踝尖上 8 寸，胫骨前缘外侧 1.5 寸，胫腓骨之间。

操作：拇指或中指指端揉该穴，称揉丰隆。揉 50～100 次。

9. 委中

定位：腘窝中央，股二头肌腱与半腱肌腱之间。

操作：拇指、示指指端在腘窝中提拿勾拨该处的筋腱，称拿委中。拿 3～5 次。

10. 后承山

定位：腓肠肌肌腹下凹陷中。

操作：示指、中指指端在后承山拨该处筋腱，称拿承山。拿 3～5 次。

11. 昆仑

定位：跟腱与外踝尖连线中点凹陷处。

操作：拇指指甲或指端掐该穴，称掐昆仑。掐 3～5 次。

12. 涌泉

定位：屈趾，足掌心前正中凹陷中。

操作：术者拇指罗纹面着力于小儿足掌心，向足趾方向做直推法或旋推法，称推涌泉。术者拇指罗纹面稍用力在小儿涌泉上揉，称揉涌泉。术者拇指指甲稍用力在小儿涌泉上掐，称掐涌泉。推 100～300 次，揉 30～50 次，掐 3～5 次。

任务三　技能考核

手法名称	分值	评分项	评分细则	得分
开天门	5	穴位定位	两眉中点至前发际呈一直线	
	5	叙述动作要领	两拇指自下而上从两眉中点交替直推至前发际。推 30～50 次	
	5	动作演示符合动作要领	双手配合，协调一致，操作稳定	
	5	整体效果	动作运动轨迹正确，动作轻柔和缓，力度适中，腕关节自然放松，频率符合要求	
拿风池	5	穴位定位	颈后枕骨之下，胸锁乳突肌与斜方肌之间，平风府	
	5	叙述动作要领	单手拇指与示指或两手中指分别放在两侧风池上，相对用力拿之。拿 5～10 次	
	5	动作演示符合动作要领	动作协调一致，操作稳定	
	5	整体效果	动作轻柔和缓，力度适中，腕关节自然放松，频率符合要求，将肌肉充分拿起	
推肺俞	5	穴位定位	第 3 胸椎棘突下，旁开 1.5 寸	
	5	叙述动作要领	两手拇指罗纹面分别沿肩胛骨内缘自上而下做分向推动。推 100～300 次	
	5	动作演示符合动作要领	双手配合，协调一致，操作稳定	
	5	整体效果	动作路径正确，动作轻快柔和，力度适中，腕关节自然放松，频率符合要求	
清肺经	5	穴位定位	环指末节罗纹面	
	5	叙述动作要领	拇指罗纹面自小儿环指掌面末节向指尖方向直推。推 100～500 次	
	5	动作演示符合动作要领	动作协调，操作稳定	
	5	整体效果	操作方式准确，动作路径正确，动作轻快柔和，力度适中，手指灵活，频率符合要求	
推三关	5	穴位定位	前臂桡侧，腕横纹（阳池）至肘横纹（曲池）呈一直线	
	5	叙述动作要领	拇指桡侧面或示、中指指掌面自腕推向肘。推 100～300 次	
	5	动作演示符合动作要领	动作协调，操作稳定	
	5	整体效果	动作路径准确，动作轻快柔和，力度适中，手指灵活，频率符合要求	
总分				

模块五　期末技能考核

任务一　成人推拿手法技能考核一

手法名称	分值	评分项	评分细则	得分
大鱼际揉前额	5	叙述动作要领	以手掌大鱼际着力，吸定于受术者前额部，手指自然伸直，做轻柔和缓的环旋转动	
	5	动作演示符合动作要领	沉肩，垂肘，吸定，悬腕，紧推慢移	
	5	动作连贯	前臂的主动摆动带动腕关节有节律地左右摆动，沿印堂至两侧太阳持续不断地做摆动，往返3～5遍，摆动频率一般为120～160次/分	
	5	整体效果	操作时，整个动作贵在柔和、摆动的幅度要由小至大，用力应先轻渐重	
抖上肢	5	叙述动作要领	双手握住受术者手腕部，用力做连续不断、小幅度的上下抖动	
	5	动作演示符合动作要领	自然呼吸，不能屏气，动作连续、轻松，双手不要握得太紧，避免动作滞涩	
	5	动作连贯	握受术者手腕，两前臂微用力，做连续、小幅度的上下抖动，使抖动波传递到肩部，抖动频率约为250次/分	
	5	整体效果	操作时，抖动频率快，幅度小，上下幅度控制在2～3cm以内	
拿揉颈项	5	叙述动作要领	用拇指和其余四指相对用力于受术者颈项部，拿住颈项部肌肉，逐渐收紧有节律性地进行拿揉	
	5	动作演示符合动作要领	腕部放松，动作柔和灵活，节律性，连续性	
	5	动作连贯	一手扶住受术者头顶，另一手五指相对用力顺其肌肉走行方向边拿边移动，也可在局部反复拿揉3～5遍	
	5	整体效果	操作时，拇指与四指相对挤压用力，拿的劲力要深厚，揉得缓和均匀，发力由轻到重，再由重到轻	
搓掌温脐	5	叙述动作要领	以双手掌相对贴合做交替或往返搓动，产生热量后手掌贴于受术者肚脐	
	5	动作演示符合动作要领	沉肩，屈肘，腕背伸	
	5	动作连贯	双手五指自然并拢伸直，以双手掌面相对贴合交替快速搓动数次	
	5	整体效果	操作时，搓动快速均匀协调有节律	
㨰腰背部	5	叙述动作要领	以小鱼际近小指部位吸定于受术者背腰部，拇指自然伸直，其余四指自然屈曲，使手背弓成半圆，通过腕关节的屈伸和前臂的内外旋转运动在受术者背腰部做持续不断的㨰动	
	5	动作演示符合动作要领	沉肩，垂肘，吸定，腕自然伸直，虎口向上	
	5	动作连贯	上臂和前臂主动向前外侧推旋摆动，腕关节在放松状态下产生自然的屈伸运动，做屈曲外旋→复位→屈曲外旋的反复运动，使着力部对所施部位产生有节律的㨰动，㨰动频率为120～160次/分	
	5	整体效果	操作时，手背着力面紧贴受术者皮肤，力度与节律要均匀，不能忽快忽慢，时轻时重，或重力向前硬顶	
总分				

任务二 成人推拿手法技能考核二

手法名称	分值	评分项	评分细则	得分
双掌摩腹	5	叙述动作要领	用双手全掌着力于受术者腹部，以肚脐为中心做环形摩动	
	5	动作演示符合动作要领	沉肩，垂肘，前臂旋转，掌面向下	
	5	动作连贯	双手掌面交替，以受术者脐为中心，沿腹部做环形摩动；当摩动交替时顺时针方向右手在上，左手在下，逆时针方向左手在上，右手在下	
	5	整体效果	操作时，摩动的压力、速度均匀，适当，着力面与受术者皮肤之间发生摩擦，不要带动皮下组织	
滚颈肩部	5	叙述动作要领	以手背着力于受术者颈肩部，肘、腕关节屈曲约 120° ，四指微屈，拇指自然伸直,环指和小指的掌指关节屈曲约 90° ,以手能握鸡蛋为宜,手背呈弧形，手背着力往返滚动	
	5	动作演示符合动作要领	沉肩、吸定、摆臂、滚动	
	5	动作连贯	以肘关节为支点，前臂做主动旋转摆动，带动腕关节做屈伸和一定角度的旋转滚动，滚动频率一般为 120～160 次/分	
	5	整体效果	操作时，滚压力度要均匀、协调、有节律，腕关节屈伸自然，避免操作过程中出现折刀样动作	
捻、拔五指	5	叙述动作要领	用拇指与示指罗纹面或示指桡侧面夹持受术者五指，相对用力做捻转揉动	
	5	动作演示符合动作要领	沉肩、屈肘、伸腕	
	5	动作连贯	拇指伸直，其余四指并拢自然屈曲，以拇指和示指或示指桡侧面为着力点置于其五指，并施加一定挤压力做相对方向运动	
	5	整体效果	操作时，快捻慢移，力度适中	
扳腰部	5	叙述动作要领	受术者侧卧位，全身放松，屈曲其上方的下肢膝、髋关节，使小腿置于对侧膝关节上方，在腰椎旋转到最大限度时，顺势给予一个小幅度、快速、可控的扳动	
	5	动作演示符合动作要领	双手协调，发力可控，旋转平稳缓和	
	5	动作连贯	以前臂上段或手掌分别扶按于受术者的肩前部和臀部，做幅度由小到大的扭转。当旋转到最大限度时，稍停片刻，做一个小幅度的扳动，常可听到“喀”的响声	
	5	整体效果	操作时，发力扳动应小幅度，速度快，在生理活动范围内	
揉搓膝周	5	叙述动作要领	以双掌相对一前一后着力夹持住受术者膝关节，进行定点揉搓	
	5	动作演示符合动作要领	沉肩，微屈肘，松腕	
	5	动作连贯	以双掌相对一前一后着力夹持住受术者膝关节，进行定点揉搓操作，可从膝顶部至阳陵泉做自上而下走线揉搓。	
	5	整体效果	操作时，力度均匀，注意腕关节灵活	
总分				

任务三 成人推拿手法技能考核三

手法名称	分值	评分项	评分细则	得分
一指禅推前额	5	叙述动作要领	以拇指桡侧偏峰着力吸定于受术者前额部，拇指伸直并稍内收，余四指自然散开，做有节律往返摆动	
	5	动作演示符合动作要领	沉肩，垂肘，松腕，指实，掌虚，紧推慢移	
	5	动作连贯	以肘部为支点，前臂做主动有节律性摆动，带动腕部摆动和拇指掌指关节屈伸活动，摆动频率一般为 120～160 次/分	

续表

手法名称	分值	评分项	评分细则	得分
一指禅推前额	5	整体效果	操作时，着力处要吸定于施术部位，不可跳跃或滑动，摆动的幅度、频率要均匀	
振腹部	5	叙述动作要领	以掌面着力于受术者腹部，五指自然伸直并拢，以手掌为着力处置于施术部位做持续振动	
	5	动作演示符合动作要领	沉肩，微屈肘，伸腕	
	5	动作连贯	腕关节保持伸直，肘关节微屈，通过前臂伸、屈肌群同时做对抗性收缩产生振动，使振动波传到手掌，从而产生振动刺激，振动频率一般为600～800次/分	
	5	整体效果	操作时，力量集中在手掌上，频率快、幅度小，不可屏气施力	
提拿肩颈	5	叙述动作要领	用拇指和其余四指指面相对用力挤压并上拿	
	5	动作演示符合动作要领	沉肩，屈肘，伸腕	
	5	动作连贯	双手同时在受术者一侧或两侧肩井或颈项部处，拇指与其余四指相对，自下而上用力，捏而提之进行操作	
	5	整体效果	操作时，着力点是指面或虎口而不是指尖	
搓上肢	5	叙述动作要领	用双手掌面着力夹持住受术者上肢，由上往下做交替或往返搓动	
	5	动作演示符合动作要领	沉肩，屈肘，腕背伸，快搓慢移	
	5	动作连贯	双手五指自然并拢伸直，腕关节背伸，通过前臂和上臂向相反方向交替主动施力，带动双手掌面对受术者上肢部位产生搓动	
	5	整体效果	操作时，双手对称用力，搓动的频率要快，上下移动要慢	
斜扳颈部	5	叙述动作要领	受术者坐位，颈项部放松，下颏微内收，在颈椎旋转到最大限度时，顺势给予一小幅度快速有控的扳动	
	5	动作演示符合动作要领	双手协调，发力可控，旋转平稳缓和	
	5	动作连贯	一手托扶受术者下颏部，另一手托受术者头枕部，双手协同动作使其头向一侧缓慢旋转，当旋转到弹性限制位，即转至有阻力时，稍做停顿，再做一个小幅度的扳动	
	5	整体效果	操作时，发力扳动应幅度小，速度快，在生理活动范围内	
总分				

任务四　小儿特定穴位推拿技能考核

手法名称	分值	评分项	评分细则	得分
推坎宫	5	穴位定位	自眉头起沿眉向眉梢呈一横线	
	5	叙述动作要领	两拇指自小儿眉心向两侧眉梢做分推（余双手四指分别固定于受术者头部两侧）。推30～50次	
	5	动作演示符合动作要领	双手配合，协调一致，操作稳定	
	5	整体效果	动作运动轨迹正确（眉头至眉梢），动作轻柔和缓，力度适中，腕关节自然放松，频率符合要求	
抹桥弓	5	穴位定位	在颈部两侧，沿胸锁乳突肌呈一直线	
	5	叙述动作要领	拇指罗纹面自上而下推抹受术者桥弓。抹30次	
	5	动作演示符合动作要领	动作协调，操作稳定	
	5	整体效果	部位暴露充分，动作轻柔和缓，力度适中，拇指灵活，频率符合要求	

续表

手法名称	分值	评分项	评分细则	得分
推上七节骨	5	穴位定位	第4腰椎（腰阳关）至尾椎骨端（长强）呈一直线	
	5	叙述动作要领	拇指桡侧面或示、中指指掌面自下向上直推。推100～300次	
	5	动作演示符合动作要领	动作协调，操作稳定	
	5	整体效果	操作部位暴露充分，动作路径正确，动作轻快柔和，力度适中，手指灵活，频率符合要求	
补脾经	5	穴位定位	拇指末节罗纹面或拇指桡侧缘，自指尖直至指根赤白肉际处	
	5	叙述动作要领	将小儿拇指微屈，拇指罗纹面沿小儿拇指指尖桡侧缘向指根方向直推。推100～500次	
	5	动作演示符合动作要领	动作协调，操作稳定	
	5	整体效果	两种操作方式准确，动作路径正确，动作轻快柔和，力度适中，手指灵活，频率符合要求	
退六腑	5	穴位定位	前臂尺侧缘，肘横纹至腕横纹（阴池）呈一直线	
	5	叙述动作要领	拇指或示、中二指指掌面自小儿肘推至腕。推100～300次	
	5	动作演示符合动作要领	动作协调一致，操作稳定	
	5	整体效果	动作路径准确，动作轻快柔和，力度适中，频率符合要求	
总分				

参 考 文 献

刘智斌，陆萍，2019. 推拿手法学. 2 版. 上海：上海科学技术出版社.
王之虹，2016. 推拿手法学. 3 版. 北京：人民卫生出版社.
赵毅，季远，2016. 推拿手法学. 4 版. 北京：中国中医药出版社.
张美林，2018. 推拿学. 2 版. 北京：中国中医药出版社.